Besser schlafen, um erfolgreich zu sein

Praktische Schritte, die dein Leben bereichern werden

Dr. Sui H. Wong MD FRCP

© Copyright 2024 - Alle Rechte vorbehalten.

Der Inhalt dieses Buches darf ohne direkte schriftliche Genehmigung des Autors oder des Herausgebers nicht reproduziert, vervielfältigt oder übertragen werden.

Unter keinen Umständen kann der Herausgeber oder der Autor für Schäden, Wiedergutmachung oder finanzielle Verluste, die direkt oder indirekt auf die in diesem Buch enthaltenen Informationen zurückzuführen sind, haftbar gemacht werden.

Rechtlicher Hinweis:

Dieses Buch ist urheberrechtlich geschützt. Es ist nur für den persönlichen Gebrauch bestimmt. Sie dürfen weder Teile noch den Inhalt dieses Buches ohne die Zustimmung des Autors oder Herausgebers verändern, verteilen, verkaufen, verwenden, zitieren oder paraphrasieren.

Hinweis zum Haftungsausschluss:

Bitte beachten Sie, dass die in diesem Dokument enthaltenen Informationen nur für Bildungs- und Unterhaltungszwecke bestimmt sind. Es wurden alle Anstrengungen unternommen, um genaue, aktuelle, zuverlässige und vollständige Informationen zu präsentieren. Es werden keine Garantien jeglicher Art erklärt oder impliziert. Der Leser nimmt zur Kenntnis, dass der Autor keine rechtliche, finanzielle, medizinische oder professionelle Beratung anbietet. Der Inhalt dieses Buches wurde aus verschiedenen Quellen entnommen. Bitte konsultieren Sie einen zugelassenen Fachmann, bevor Sie die in diesem Buch beschriebenen Techniken ausprobieren.

Mit der Lektüre dieses Dokuments erklärt sich der Leser damit einverstanden, dass der Autor unter keinen Umständen für direkte oder indirekte Verluste verantwortlich ist, die durch die Nutzung der in diesem Dokument enthaltenen Informationen entstehen, einschließlich, aber nicht beschränkt auf Fehler, Auslassungen oder Ungenauigkeiten.

EBH Presse : EBHpress.com

Copyright © Dr. Sui H. Wong 2024

ISBN: 978-1-917353-30-4 (Taschenbuch), 978-1-917353-31-1 (e-Book)

Inhaltsverzeichnis

EINFÜHRUNG 1
   EINE ANMERKUNG DES AUTORS 2

KAPITEL 1: GESUNDHEIT ZUERST - DIE WISSENSCHAFT HINTER DEM SCHLAF 5
   DIE WICHTIGKEIT VON SCHLAF 6
      Warum brauchen wir Schlaf? 6
      Wie wirkt sich Schlafmangel auf den Körper aus? 7
      Was sind einige Missverständnisse über Schlaf? 7
      Was sind die Phasen des Schlafs? 7
      Wie wirkt sich Schlafmangel auf Produktivität und Konzentration aus? 9
      Warum verursacht ein gestörter oder unregelmäßiger Schlaf eine emotionale Dysregulation? 10
      Wie wirkt sich Schlafentzug auf die metabolische Gesundheit aus? 10
   FEHLERBEHEBUNG BEI GESUNDHEITSPROBLEMEN 11
   SCHLAF-BEWERTUNG 12

KAPITEL 2: ROUTINE UND RHYTHMUS - GESTALTEN SIE IHRE SCHLAFROUTINE 17
   DEN ZIRKADIANEN RHYTHMUS VERSTEHEN 18
      Was ist ein zirkadianer Rhythmus? 18
      Wie wirkt sich Licht auf den Schlaf aus? 18
      Welche Hormone sind am Schlaf beteiligt? 19
      Was ist Schlafdruck und Adenosin? 19
      Warum ist es wichtig, einer Routine zu folgen? 20
      Wie viel Schlaf sollte ich bekommen? 20
   ERSTELLEN EINER SCHLAFROUTINE 21
      Ihre Routine-Vorlage 28
   HANDELN SIE TAGSÜBER 31
      Vorlage zur Verfolgung von Schlaf und Essen 31
      Leitfaden für körperliche Aktivität 33

KAPITEL 3: SCHLAFEN - WAS SIE WACH HÄLT 35
   GANZHEITLICHER GESUNDHEITSSCHLAF 35
      Wie wirkt sich meine Ernährung auf den Schlaf aus? 35
      Welche Lebensmittel sind am schlechtesten für den Schlaf? 36
      Welche Lebensmittel sind am besten für besseren Schlaf? 36
      Warum ist es so schwer, morgens aufzuwachen? 37
      Was ist die Ursache für Schlaflosigkeit? 38
   FEHLERSUCHE BEI SCHLAFSTÖRUNGEN 39
      Schlaf Gesundheit und andere 39
      Stress-Erinnerungen 42
      Übliche Stimulanzien 43
   AUFSTEHEN UND AUFBLEIBEN 45

KAPITEL 4: UMWELTFAKTOREN - SCHAFFEN SIE DIE PERFEKTE SCHLAFSITUATION 47
   DER EINFLUSS UNSERER UMGEBUNG 47
      Wie wirkt sich die Temperatur auf den Schlaf aus? 48
      Welche Geräusche können mich wach halten? 48

Was soll ich im Bett anziehen? 48
PERFEKTIONIEREN SIE IHRE SCHLAFUMGEBUNG 50
   Entrümpeln für den Schlaf 50
   Ideale Schlafbedingungen 51
BILDSCHIRM ENTGIFTUNG 53

KAPITEL 5: ERHOLUNG FÖRDERN - GANZHEITLICHE ANSÄTZE FÜR LANGFRISTIGE GESUNDHEIT 55

TOOLS FÜR MEHR GELASSENHEIT 56
   Tees 56
   Ätherische Öle 56
   Ergänzungen 56
   Beschwerte Decke 57
   Mundschutz 57
   Regelmäßige Massagen 57
ENTSPANNUNGS-STRATEGIEN 58
   Heiße Bäder 58
   Atemarbeit 58
   Yoga Nidra 59
   Napping als Schlafergänzung 60
   Traum-Journaling 61

KAPITEL 6: BONUSKAPITEL-SCHLAF FÜR BESONDERE UMSTÄNDE 63

SCHLAF FÜR KINDER UND TEENAGER 63
   Warum dies den Schlaf beeinträchtigt 63
   Spezifische Tipps für den Schlaf 63
SCHLAF FÜR DIE GESUNDHEIT VON FRAUEN 65
   Warum dies den Schlaf beeinträchtigt 65
   Spezifische Tipps für den Schlaf 65
SCHLAF FÜR ATHLETEN 66
   Warum dies den Schlaf beeinträchtigt 66
   Spezifische Tipps für den Schlaf 66
SCHLAF FÜR NICHT-TRADITIONELLE ZEITPLÄNE 67
   Warum dies den Schlaf beeinträchtigt 67
   Spezifische Tipps für den Schlaf 67
SCHLAF FÜR MENSCHEN ÜBER 60 68
   Warum dies den Schlaf beeinträchtigt 68
   Spezifische Tipps für den Schlaf 68

FAZIT 69

   Ihr Aktionsplan - Zusammenfassung 70
   Eine Anmerkung des Autors 71

30 TAGE FÜR BESSEREN SCHLAF 73

SCHLAF-TRACKER 73
PHASE 1: FINDEN SIE IHRE MORGENROUTINE 77
PHASE 2: EINE NÄCHTLICHE ROUTINE EINFÜHREN 79
PHASE 3: VERBESSERUNG DER SCHLAFQUALITÄT 81

ZUSÄTZLICHE RESSOURCEN ZUM THEMA SCHLAF 83

SPEZIALISIERTE HILFE 83
FORTGESETZTES LERNEN 83
ONLINE-QUELLEN 84

REFERENZEN 89

Einführung

Schlaf beeinflusst alles.

Was kommt Ihnen in den Sinn, wenn Sie an Gesundheit denken? Vielleicht denken Sie an Essen, oder Sie haben das Bild eines sportlichen Menschen im Kopf. Ein grundlegender Aspekt Ihrer Gesundheit, den Sie nicht außer Acht lassen sollten, sind jedoch Ihre Schlafgewohnheiten.

Fast jedes lebende Tier schläft. Einige ruhen sehr viel, wie Koalas, die 18 oder mehr Stunden pro Tag schlafen können ("Koala", 2020). Andere, wie die Giraffen, schlafen weniger als fünf Stunden pro Tag (Suni, 2023a)!

Schlaf kann ein übersehener Bereich für diejenigen sein, die sich selbst verbessern und besser fühlen wollen. Die schwerwiegenderen Auswirkungen von schlechtem Schlaf machen sich nicht so schnell bemerkbar, und die weniger schwerwiegenden Auswirkungen können durch Dinge wie koffeinhaltige Getränke oder zuckerhaltige Snacks überdeckt werden. Wahrscheinlich haben Sie schon einmal jemanden sagen hören: "Ich kann schlafen, wenn ich tot bin", oder vielleicht haben Sie es sogar selbst gesagt!

In Wirklichkeit wird Schlafmangel wahrscheinlich Ihr Leben verkürzen *und* Ihre Produktivität beeinträchtigen. Wie oft sind Sie schon lange aufgeblieben, obwohl Sie wussten, dass Sie morgen früh aufstehen müssen? Wann haben Sie das letzte Mal die Schlummertaste gedrückt und mehr als 20 Minuten über Ihre eigentliche Weckzeit hinaus geschlafen?

Wie auch bei anderen Aspekten unserer Gesundheit wissen viele von uns, dass wir uns in diesem Bereich verbessern müssen, aber das Problem ist, dass wir nicht wissen, wie wir zu mehr hochwertigem Schlaf kommen. In diesem Leitfaden gehen Sie Schritt für Schritt vor, um Ihre Schlafqualität zu verbessern und Ihre allgemeine Gesundheit zu fördern.

Um Ihre Reise zu einem besseren Schlaf zu beginnen, besprechen wir zunächst, wie wichtig es ist, sich jeden Morgen eine feste Aufwachzeit zu setzen. Diese einfache Angewohnheit wird Ihnen helfen, eine gesunde Routine zu entwickeln, Ihren Schlafbedarf zu verstehen und zu vermeiden, dass Sie ein Schlafdefizit aufbauen. Sie werden erfahren, warum es wichtig ist, jeden Tag zur gleichen Zeit aufzuwachen, auch am Wochenende, um die innere Uhr Ihres Körpers zu regulieren und Ihre Schlafqualität zu verbessern.

Danach werden Sie Ihre nächtliche Routine feinabstimmen, indem Sie die ideale Schlafenszeit auf der Grundlage Ihrer angestrebten Schlafdauer bestimmen. Wenn Sie beispielsweise sieben Stunden Schlaf anstreben, lernen Sie, wie Sie Ihren Tagesablauf nahtlos und praktisch an den natürlichen Rhythmus

Ihres Körpers anpassen können. Am Ende dieser Reise werden Sie Ihren Schlafbedarf und Ihr optimales Schlafverhalten kennenlernen und Strategien zur Verbesserung Ihrer Schlafqualität erlernen.

Qualitativ hochwertiger Schlaf ist nicht nur entscheidend für die Widerstandsfähigkeit des Gehirns, sondern auch für die Produktivität, die Gesundheit und das allgemeine Wohlbefinden. Dieses Arbeitsbuch soll Ihnen praktische Werkzeuge an die Hand geben, mit denen Sie gesunde Schlafgewohnheiten einführen und beibehalten können!

Eine Anmerkung des Autors

Als Neurologe (Arzt) und Neurowissenschaftler für Interventionen zur Verbesserung der Gehirngesundheit weiß ich, wie wichtig der Schlaf für Ihre Gesundheit ist. Ich habe Erfahrung mit klinischen Anwendungen zur Behandlung medizinischer und neurologischer Erkrankungen und habe meine Fähigkeiten eingesetzt, um erfolgreiche Verhaltensänderungen zu unterstützen.

Ich helfe häufig Menschen, die ihr Schlafverhalten verbessern möchten. Ein veränderter Schlaf kann das Leben in vielerlei Hinsicht verändern, z.B. indem er Migräne reduziert und die tägliche Wachsamkeit erhöht. Darüber hinaus fühlen sich viele Menschen nicht mehr benebelt, sondern klar und erfrischt. Mit diesen Praktiken *ist es* möglich, erstaunliche Ergebnisse zu erzielen, die Ihr Leben zum Besseren verändern werden.

Meine Motivation, dieses Buch zu schreiben, rührt von den Fragen und Herausforderungen her, die ich in meiner klinischen Praxis häufig erlebe. Die Ansätze in diesem Buch enthalten viele Dinge, die sich bei der Verbesserung der Lebensqualität meiner Patienten als hilfreich und effektiv erwiesen haben. Jetzt möchte ich dieses Fachwissen mit einem breiteren Publikum teilen, damit mehr Menschen einen positiven Einfluss auf ihr Leben jenseits meines Klinikalltags haben können!

Die Bedeutung des Schlafs liegt mir sehr am Herzen. Ich habe aus erster Hand erfahren, welche negativen Auswirkungen Schlafmangel auf die Gesundheit haben kann. Es ist meine Mission, die Gesundheit der Menschen in meiner Praxis zu verbessern.

In meiner Arbeit möchte ich Freundlichkeit, Mitgefühl, Empathie und Motivation vermitteln. Mein Ziel ist es, dass der Einzelne sich gestärkt und inspiriert fühlt, positive Schritte zu unternehmen. Auch wenn der Weg manchmal schwierig erscheinen mag, wird es sich lohnen, durchzuhalten und den Prozess zu verfolgen!

Zu Beginn möchte ich Sie ermutigen, über Ihre grundlegende Motivation nachzudenken - Ihr tiefes "Warum". Das kann der Wunsch sein, sich zu verbessern, Ihre Familie zu unterstützen, ein besserer Partner, Geschwister oder Lehrer zu sein oder in Ihren beruflichen Aufgaben zu brillieren.

Nehmen Sie sich einen Moment Zeit und schreiben Sie unten Ihr "Warum". Was sind Ihre Ziele, und was motiviert Sie, sich zu verbessern? Wenn Sie dies aufschreiben, wird es Ihnen helfen, diese Idee zu festigen:

___

___

___

___

___

Während des gesamten Prozesses der Schlafverbesserung können Sie dann zu dieser Motivation zurückkehren, um sich auf Ihre Ziele zu konzentrieren und auf Kurs zu bleiben. Quellen der Freude, des Zwecks und der Bedeutung zu erkennen, ist der Schlüssel zu einer positiven und dauerhaften Veränderung!

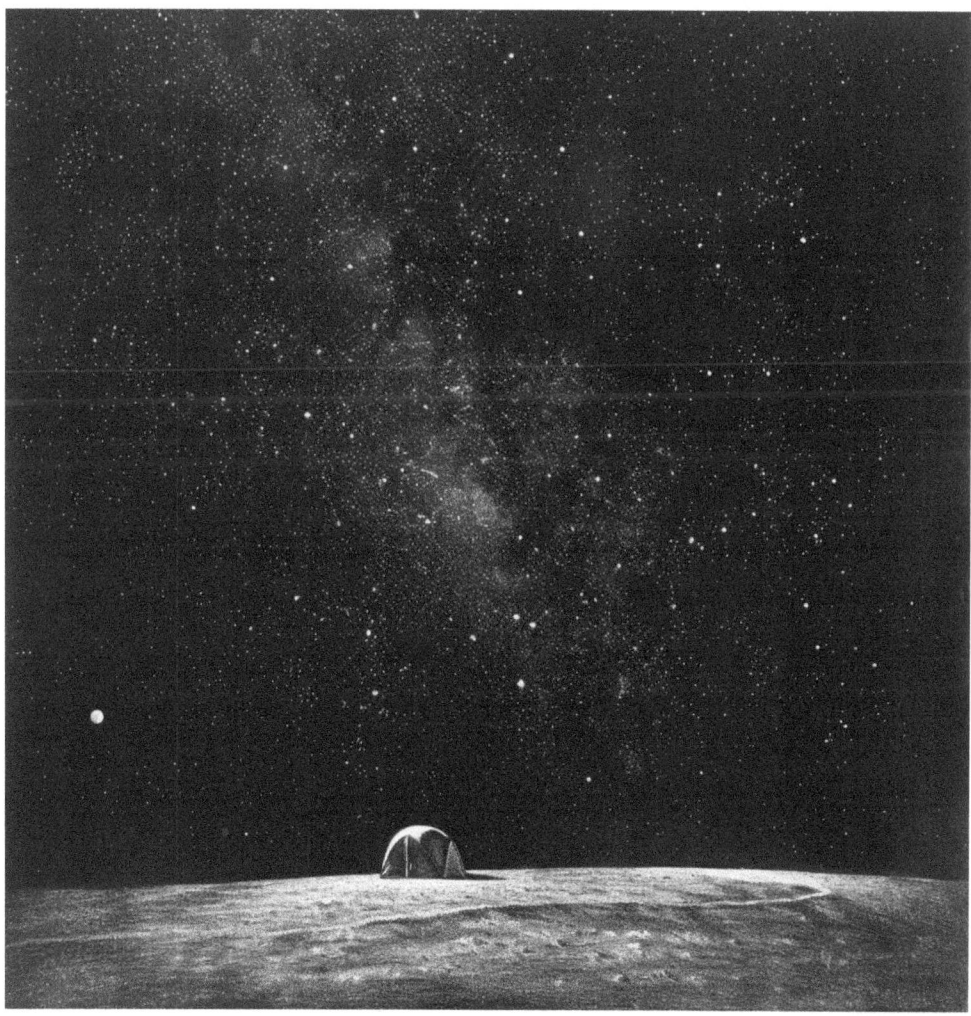

Kapitel 1:
Gesundheit zuerst - Die Wissenschaft hinter dem Schlaf

Wenn Sie wissen, wie Ihr Körper beim Einschlafen vorgeht, werden Sie verstehen, warum es wichtig ist, eine Routine zu entwickeln, und wie Sie Schlafprobleme beheben können.

In den nächsten sechs Kapiteln dieses Buches erfahren Sie alles, was Sie über die Schlafqualität wissen müssen und wie Sie Ihre Routine perfektionieren können. Am Ende können Sie das Gelernte auf Ihr Leben anwenden, so dass Sie innerhalb weniger Wochen eine Verbesserung Ihrer Schlafqualität feststellen werden. Am Ende des Buches finden Sie im Abschnitt "Zusätzliche Ressourcen" einen Aktionsplan, den Sie dann umsetzen können, um den richtigen Ansatz für Ihre Gesundheit zu finden.

Sie wissen bereits, wie wichtig Schlaf ist, und das hat Sie dazu inspiriert, hierher zu kommen! Lassen Sie uns nun näher darauf eingehen, warum er so wichtig für Ihre Gesundheit ist und was in Ihrem Körper während dieser erholsamen Zeit vor sich geht.

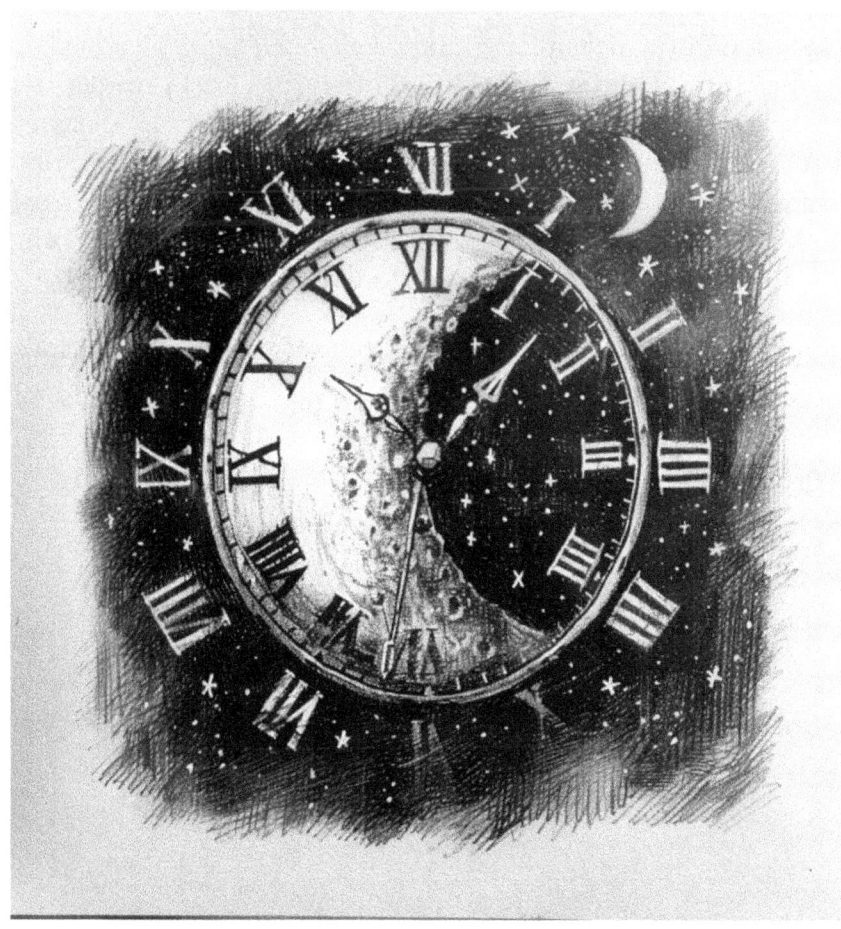

> *Wussten Sie schon?*
>
> Schlaf wirkt sich nicht nur auf Ihre körperliche und geistige Gesundheit aus, sondern auch auf Ihr Aussehen (und nicht nur auf die schweren Tränensäcke unter Ihren Augen!). Eine Studie kam zu dem Schluss, dass "eine chronisch schlechte Schlafqualität mit verstärkten Anzeichen der intrinsischen Alterung, einer verminderten Funktion der Hautbarriere und einer geringeren Zufriedenheit mit dem Aussehen in Verbindung steht" (Baron, n.d.).

Die Wichtigkeit von Schlaf

Schlafen ist etwas, das wir tun, seit wir geboren wurden - und sogar schon davor! Es wird geschätzt, dass Föten im Mutterleib etwa 95 Prozent der Zeit schlafen (McTigue, 2020). Schlafen muss man nicht erst lernen. Unser Körper ist von Natur aus so verdrahtet, dass er den ganzen Tag über Signale für Müdigkeit und Wachsamkeit aussendet. Was wir jedoch lernen müssen, ist, wie wir einen beständigen und regelmäßigen Schlaf aufrechterhalten können. Warum ist das so? Im Folgenden finden Sie einige häufig gestellte Fragen, die Ihnen helfen sollen zu verstehen, was Schlaf ist, warum er für Ihren Körper notwendig ist und warum regelmäßiger Schlaf wichtig für die allgemeine Gesundheit ist.

Warum brauchen wir Schlaf?

Schlaf, in seiner einfachsten Form, ist ein Erholungsprozess. Denken Sie an jeden Teil Ihres Körpers, ob es nun Ihr Herz oder Ihr Magen ist. Jeder Bereich braucht eine Form der Erholung. Nichts hört jemals ganz auf zu arbeiten, sonst würde es nicht richtig funktionieren. Aber nicht alles arbeitet den ganzen Tag über in schnellem Tempo. Sie können nur so weit laufen, bis Sie anhalten und Luft holen müssen, um Ihren Lungen eine Pause zu gönnen. Sie können nur so viel essen, bis Sie eine Pause machen und Ihren Magen verdauen lassen müssen. Sie können nur so lange stehen, bis Ihre Beinmuskeln eine Pause brauchen und Sie sich hinsetzen müssen.

Auch das Gehirn braucht Ruhe, genau wie jeder andere Teil Ihres Körpers. Es hört nie auf zu arbeiten, aber Schlaf ist ein wesentlicher Prozess, der Ihrem Gehirn hilft, neurologische Funktionen zu steigern, wie z.B. (Bryan, 2023):

- Lernen
- Speicher
- Immunität

Wenn Sie schlafen, arbeitet Ihr Gehirn hart daran, alle Vorgänge in Ihrem Körper zu verbessern und zu regulieren, von der Verdauung bis zum Hormonhaushalt.

Wie wirkt sich Schlafmangel auf den Körper aus?

Dem National Heart, Lung, and Blood Institute zufolge "hängt die Art und Weise, wie Sie sich fühlen, wenn Sie wach sind, zum Teil davon ab, was während des Schlafs passiert" ("Warum ist Schlaf wichtig", 2022).

Schlechter Schlaf wird mit (Carden et al., 2021) in Verbindung gebracht:

- Krebs
- kardiovaskuläre Krankheit
- Diabetes
- erhöhtes Sterberisiko
- Fettleibigkeit

Es liegt auf der Hand, dass ein schlechter Schlaf zu diesen Dingen beiträgt und andere gesundheitliche Probleme, mit denen Sie bereits zu kämpfen haben, verschlimmert. Wenn Sie Ihrem Körper keinen ausreichenden Schlaf gönnen, kann dies genauso schädlich für Ihre Gesundheit sein wie schlechte Ernährung, Bewegungsmangel oder übermäßiger Stress.

Was sind einige Missverständnisse über Schlaf?

Eines der größten Missverständnisse über Schlaf ist, dass sich Ihr Körper an schlechten Schlaf anpassen kann. Manchmal mag es sich auch so anfühlen. Vielleicht haben Sie vor einem wichtigen Arbeitstag nur drei Stunden geschlafen und fühlen sich nach einem Kaffee und einer kalten Dusche wieder gut. Diese Dinge maskieren nur die Symptome - sie beheben das Problem nicht. Das kann dazu führen, dass Sie das Gefühl haben, dass Schlafmangel keine große Sache ist, aber wenn Sie das regelmäßig tun, könnte das später zu einer schlechten Gesundheit führen.

Ein weiterer Irrglaube ist, dass es vor allem darauf ankommt, wie viel Sie schlafen und dass ein Nickerchen Ihren Schlaf ergänzen wird. Es stimmt, dass ein Nickerchen dazu beitragen kann, dass Sie sich erholt fühlen, aber es ist kein Ersatz für einen gesunden Schlaf (Suni, 2023c). Außerdem stimmt es nicht, dass es Ihnen um so besser geht, je mehr Schlaf Sie bekommen. Es ist zwar wichtig, dass Sie ausreichend schlafen, aber noch wichtiger ist, dass die Art des Schlafs, die Sie bekommen, von hoher Qualität ist, um sicherzustellen, dass Ihr Körper den notwendigen natürlichen Erholungsprozess durchläuft.

Was sind die Phasen des Schlafs?

Wahrscheinlich haben Sie schon einmal von den Schlafphasen gehört. Zumindest haben Sie erfahren, wie sie sich anfühlen! Jede Nacht durchläuft unser Körper verschiedene Schlafphasen, von denen jede einem anderen Zweck dient ("Schlaf", 2023). Jede Phase führt Ihren Körper in einen immer tieferen

Schlummer, und Ihr Körper durchläuft alle Phasen vier oder fünf Mal pro Nacht. Der Zyklus dauert normalerweise zwischen 90 und 120 Minuten. Die vier Phasen dieses Zyklus sind:

- NREM-Phase (nicht rasche Augenbewegungen) 1
- NREM-Stadium 2
- NREM-Stadium 3
- REM-Schlaf (Rapid Eye Movement)

Die NREM-Phasen (Non-Rapid Eye Movement) beginnen, wenn Ihr Körper beginnt, einzuschlafen.

Während der drei Phasen der nicht-schnellen Augenbewegung beginnt Ihr Körper mit dem Einschlafprozess. In Phase 1 könnten Sie leicht aufwachen, da dies eine leichte Phase ist. In Phase 2 ist Ihr Gehirn entspannter und Ihre Gehirnwellen verlangsamen sich. In Phase 3 treten Sie dann in einen tieferen Schlaf ein, in dem sich Ihre Gehirnströme noch mehr verlangsamen, da der Erholungsprozess einsetzt.

In der REM-Phase schließlich wird Ihr Gehirn aktiver, und in dieser Phase träumen Sie am ehesten. Bei jedem Zyklus wird die REM-Phase länger.

Warum ist es wichtig, diese Phasen zu kennen? Um eine vollständige Nachtruhe zu erreichen, muss Ihr Körper diese Phasen mehrmals durchlaufen, um Informationen zu organisieren, Erinnerungen zu speichern und die Energie Ihres Körpers wiederherzustellen. Wenn es Störungen gibt, die einen großen Prozentsatz des nächtlichen Schlafs der Phase 3 unterbrechen, wie z.B. Koffein- oder Alkoholkonsum, werden Sie möglicherweise der Vorteile dieser Phase beraubt, wie z.B. der Ausscheidung von Giftstoffen.

Außerdem erklärt dies, warum Nickerchen manchmal kontraproduktiv sein können. Wenn Sie lange genug schlafen, um in das NREM-Stadium 3 zu gelangen, und dann aufwachen, können Sie sich groggy und verwirrt fühlen ("Schlaf", 2023).

Da jede REM-Phase im Laufe der Nacht länger wird, ist der größte Teil der REM-Phase betroffen, wenn Sie an einem Tag besonders früh aufwachen müssen, z. B. für einen Flug. In diesem Fall kann eine kleine Anpassung des Zeitplans vor der Reise dazu beitragen, dass Sie mehr Schlaf zur Vorbereitung bekommen.

Das Verständnis dieser Schlafphasen lehrt uns, dass Schlaf ein komplexer Prozess ist und nicht nur eine kurze Ruhephase für Ihren Körper. Um den Schlaf zu verbessern, müssen wir lernen, wie wir mit unserem Körper zusammenarbeiten können, um einen tieferen, erholsamen Schlaf zu ermöglichen, damit wir uns tagsüber besser fühlen.

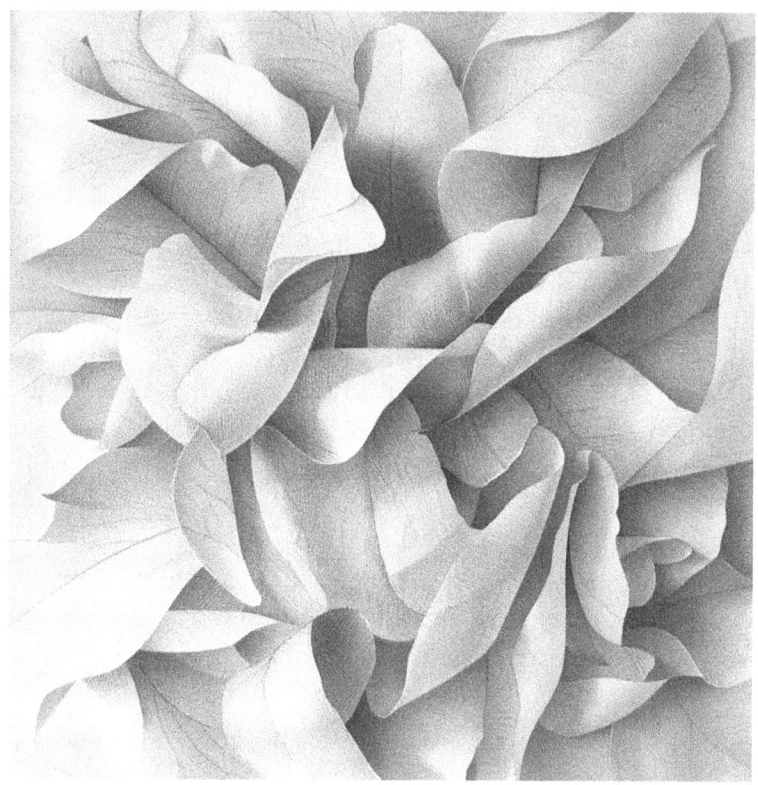

Wie wirkt sich Schlafmangel auf Produktivität und Konzentration aus?

Eine weitere wichtige Erkenntnis über den Schlaf ist, dass er ein chemischer Prozess im Körper ist. In jeder Phase werden Hormone produziert, die für das Funktionieren des Körpers wichtig sind (Suni, 2023b). Wenn Sie schlafen, durchläuft Ihr Gehirn kognitive Prozesse, wie zum Beispiel (Suni, 2023b):

- Gedächtniskonsolidierung

- Beseitigung gefährlicher Proteine

- Ideen verbinden und stärken

Wenn wir diese kognitiven Funktionen auslassen, wird es für unser Gehirn schwieriger, tagsüber richtig zu arbeiten. Das Abrufen von Erinnerungen wird schwieriger und beeinträchtigt unsere Fähigkeit, logisch zu denken, Probleme zu lösen und Anweisungen zu befolgen. Wenn unsere Gedanken ungeordnet sind, sind wir möglicherweise weniger produktiv und haben Schwierigkeiten, wichtige Aufgaben zu erledigen.

Abgesehen von den biologischen Prozessen, die uns bei schlechtem Schlaf entgehen, kann Müdigkeit zu Impulsivität führen, und Müdigkeit verringert die Motivation, was sich wiederum auf unsere täglichen Abläufe auswirkt.

Warum verursacht ein gestörter oder unregelmäßiger Schlaf eine emotionale Dysregulation?

Wie bereits erwähnt, wirkt sich Schlafmangel auf verschiedene kognitive Funktionen aus, was sich auch darauf auswirkt, wie Sie mit Emotionen umgehen. Schlafmangel kann uns empfindlicher für Stressoren machen und unsere Fähigkeit verringern, mit Emotionen umzugehen (Vandekerckhove, 2017). Wenn Sie nicht genug Schlaf bekommen, um die kognitiven Grundlagen für Ihre Gesundheit zu unterstützen, haben Sie mit zusätzlichen Belastungen im Leben zu kämpfen.

Stellen Sie es sich so vor: Wenn Sie einen sitzenden Lebensstil führen, kann es für Sie eine Herausforderung sein, sich körperlich zu betätigen, z. B. mehrere Stockwerke hochzugehen oder lange zu stehen. Darüber hinaus wird zusätzliche körperliche Aktivität, wie z.B. Sport, noch schwieriger sein.

Wenn Ihr Gehirn nicht genug Schlaf bekommt, bieten Sie ihm nicht die Basis an Ruhe, die es für den natürlichen Regenerationsprozess benötigt. Dann wird es noch schwieriger, mit zusätzlichen Anforderungen im Leben umzugehen, die ihrerseits Stressfaktoren mit sich bringen. Übermäßiger Stress führt auch dazu, dass Ihr Körper einen chemischen Prozess durchläuft, der Ihre Hormone dysreguliert.

Schlafmangel kann Stress verursachen, und Stress kann wiederum zu Schlafmangel führen. So entsteht ein Kreislauf, der dazu führt, dass Sie sich müde, ausgebrannt und überfordert fühlen.

Wie wirkt sich Schlafentzug auf die metabolische Gesundheit aus?

Es ist klar, wie und warum sich Schlafentzug auf den Verstand auswirkt, denn im Schlaf passiert kognitiv gesehen so viel. Aber jetzt fragen Sie sich vielleicht, wie sich dies auf Ihren Körper als Ganzes auswirkt.

Da so viele Hormone beim Einschlafen, während des Schlafs und beim Aufwachen ausgeschüttet werden, bedeutet dies, dass Ihr Körper auf ein hormonelles Gleichgewicht angewiesen ist, um richtig zu funktionieren. Wenn Ihre Schlafhormone gestört sind, wirkt sich dies auch auf andere Hormone aus, die Blutzucker, Hunger und Blutdruck regulieren. Dies kann zu Heißhunger und übermäßigen Essgewohnheiten führen und die Gesundheit der Verdauung noch weiter beeinträchtigen.

Darüber hinaus wird Ihr gesamter Stoffwechsel durch schlechte Schlafgewohnheiten gestört, wodurch die Fähigkeit des Körpers, das Körpergewicht zu regulieren, beeinträchtigt wird. All dies reduziert die Energie, was dazu führen kann, dass Sie sich nach kalorienreichen Lebensmitteln oder zuckerhaltigen, koffeinhaltigen Getränken sehnen, da Ihr Körper nach Energiequellen sucht. Dies wiederum wirkt sich noch stärker auf Ihr Gewicht aus und trägt so zu einem Kreislauf von ungesundem Schlaf bei.

Fehlerbehebung bei Gesundheitsproblemen

Schlaf ist die wichtigste Gewohnheit, die andere gesunde Gewohnheiten wie die richtige Ernährung und körperliche Aktivität fördert. Auch wenn es auf den ersten Blick nicht so aussieht, gibt es viele Symptome, mit denen Sie vielleicht zu kämpfen haben, die mit Ihren Schlafgewohnheiten zusammenhängen.

Nehmen Sie sich einen Moment Zeit, um über einige der Dinge nachzudenken, mit denen Sie in Bezug auf Ihre Gesundheit zu kämpfen haben. Im Folgenden finden Sie eine Tabelle, die einige der größten Gesundheitsprobleme im Zusammenhang mit schlechter Schlafqualität aufzeigt. Notieren Sie sich, welche Probleme Sie haben und mit welchen Symptomen Sie zu kämpfen haben. Vielleicht stellen Sie fest, dass Sie gar nicht gemerkt haben, dass der Schlaf zu diesen Symptomen beiträgt!

Allgemeine Gesundheitsprobleme	Symptome, die Sie möglicherweise erleben
Emotionale Dysregulation	• Stimmungsschwankungen • Angst • Depression
Mangelnde Motivation oder geringe Produktivität	• Prokrastination • schlechte Leistungen bei der Arbeit oder in der Schule • Kämpft mit der Erledigung von Aufgaben
Schwierigkeiten beim Fokussieren oder Konzentrieren	• hat Probleme mit der Aufmerksamkeit • Gedächtnisprobleme oder Vergesslichkeit • Schwierigkeiten beim Zuhören oder Verstehen von Informationen
Gewichtsmanagement	• langsamer Stoffwechsel • Fettleibigkeit • Plötzlicher und unerklärlicher Gewichtsverlust oder Gewichtszunahme

Metabolische Gesundheit	• starkes Verlangen nach Essen • Bluthochdruck • Reizbarkeit
Mangel an Energie	• Lethargie • Ermüdung • Energieschübe gefolgt von Energieabstürzen

Schlaf-Bewertung

Sobald Sie die wichtigsten Gründe für die Pflege Ihrer Schlafgesundheit erkannt haben, können Sie sich besser motivieren, diese Gewohnheiten beizubehalten. Es kann schwierig sein, Gewohnheiten und Lebensgewohnheiten zu ändern, wenn Sie nicht zuerst verstehen, warum dies notwendig ist. Ein besserer Schlaf ist aus offensichtlichen Gründen gut, z.B. um sich erfrischt zu fühlen und die Müdigkeit zu verringern. Entscheidend für Ihre Gesundheit ist jedoch, was in Ihrem Körper vor sich geht.

Als Nächstes folgt eine Selbsteinschätzung, die Ihnen helfen soll, den Grundstein für Ihre eigene persönliche Schlafroutine zu legen. Nehmen Sie sich etwas Zeit, um über die folgenden Fragen nachzudenken. Verwenden Sie die vorgegebenen Zeilen, um Ihre Antworten aufzuschreiben, oder schreiben Sie sie in ein separates liniertes Notizbuch, wenn Sie ein eBook verwenden.

Was macht es Ihnen schwer, Ihr Schlafverhalten zu regulieren?

_____

_____

_____

Was sind die größten Probleme, die Sie vom Schlaf abhalten?

_____

_____

_____

Welche Gewohnheiten haben Sie bewusst, die Ihnen das Einschlafen erschweren könnten?

_____

_____

_____

Was sind Ihre größten Stärken, wenn es darum geht, eine Schlafroutine einzuhalten?

_____

_____

_____

Was in Ihrer Umgebung hält Sie wach?

_____

_____

_____

Wie hoch ist Ihr Stresslevel?

_____

_____

Wie sehen Ihre anderen gesunden Gewohnheiten aus, wie z. B. Ihre Essgewohnheiten oder Ihre Trainingsroutinen und Sportprogramme?

_____

_____

_____

Füllen Sie nun anhand Ihrer Antworten die folgende Tabelle aus oder kopieren Sie diese Vorlage in ein liniertes Notizbuch, wenn Sie ein eBook verwenden. In der linken Spalte sind einige Beispiele für Sie aufgeführt. Streichen Sie mit einem Stift die Beispiele durch, die für Sie kein Problem darstellen, und markieren Sie mit einem Textmarker die Beispiele, an denen Sie arbeiten müssen. Schreiben Sie in der rechten Spalte Ihre eigenen Antworten. Verwenden Sie Aufzählungspunkte, damit Sie sich auf die wichtigsten Dinge konzentrieren können, die Sie von einem gesunden Schlaf abhalten.

Die Dinge, die mich daran hindern, eine regelmäßige Schlafroutine beizubehalten, sind:	• Angst • Albträume • Aufwachen mitten in der Nacht • schlechte Angewohnheiten, wie die Nutzung des Telefons vor dem Schlafengehen	Meine Antwort:
Die größten Störungen, die ich beim Schlafen habe, sind:	• Geräusche, wie das Schnarchen eines Partners • Häufiges Aufstehen zum Urinieren • Unbequeme Schlafsituationen	Meine Antwort:
Die Gewohnheiten, die ich mir am schwersten abgewöhnen kann, wenn es darum geht, meine Schlafgesundheit zu regulieren, sind:	• länger aufbleiben als ich sollte • später schlafen als ich sollte • Koffeinkonsum kurz vor dem Schlafengehen	Meine Antwort:

Wenn es darum geht, regelmäßig zu schlafen, bin ich am besten:	<ul><li>jeden Abend zur gleichen Zeit ins Bett gehen</li><li>jede Nacht die gleiche Menge an Schlaf zu bekommen</li><li>Einhaltung einer festen nächtlichen Routine</li></ul>	Meine Antwort:
Es gibt einige Faktoren, auf die ich keinen Einfluss habe und die meinen Schlaf stören, wie z.B.:	<ul><li>Außengeräusche, wie Verkehr oder laute Nachbarn</li><li>Lichtstörungen durch unregelmäßige Schichtarbeit</li><li>Haustiere oder Kinder, die meinen Schlaf stören</li></ul>	Meine Antwort:
Wenn ich über mein Stressniveau und die größten Stressfaktoren spreche, die mich daran hindern, besser zu schlafen, würde ich wahrscheinlich sagen:	<ul><li>finanzielle Fragen</li><li>arbeitsbedingter Stress</li><li>Familien- oder Beziehungsprobleme</li></ul>	Meine Antwort:
Ich würde meine Essgewohnheiten mit den Worten beschreiben:	<ul><li>Ich ernähre mich ziemlich gesund und bin mit meiner Ernährung zufrieden</li><li>Ich ernähre mich größtenteils gesund, könnte aber noch etwas daran arbeiten</li><li>Ich ernähre mich nicht sehr gesund und könnte mich in diesem Bereich etwas verbessern</li></ul>	Meine Antwort:

Ich würde meine körperlichen Aktivitätsgewohnheiten so beschreiben:	<ul><li>Ich trainiere häufig und konsequent</li><li>Ich treibe gelegentlich Sport, könnte aber etwas mehr Bewegung in meiner Routine gebrauchen</li><li>Ich treibe selten Sport oder mache überhaupt nicht viel Sport</li></ul>	Meine Antwort:

Kapitel 2:

Routine und Rhythmus - Gestalten Sie Ihre Schlafroutine

Haben Sie sich jemals gefragt, warum wir in der Nacht schlafen und tagsüber wach sind? Wissen Sie, warum manche Tiere nachts auftauchen und andere nur bei Tageslicht aktiv sind? Nachtaktive Tiere, die tagsüber schlafen und nachts wach sind, haben natürliche, in ihre Biologie eingebaute Funktionen, die ihnen das Überleben in der Nacht erleichtern. Der Mensch hingegen ist tagaktiv und für eine optimale Leistung auf das Sonnenlicht angewiesen.

Aufgrund von künstlichem Licht und den hektischen Anforderungen des täglichen Lebens sind die Menschen weniger auf den natürlichen Tageszyklus angewiesen, was zu Schlafproblemen beitragen kann. Wir alle haben einen zirkadianen Rhythmus, der unserem Körper sagt, wann er lebenswichtige Körperfunktionen wie die Freisetzung von Hormonen und Hungersignalen ausführen soll.

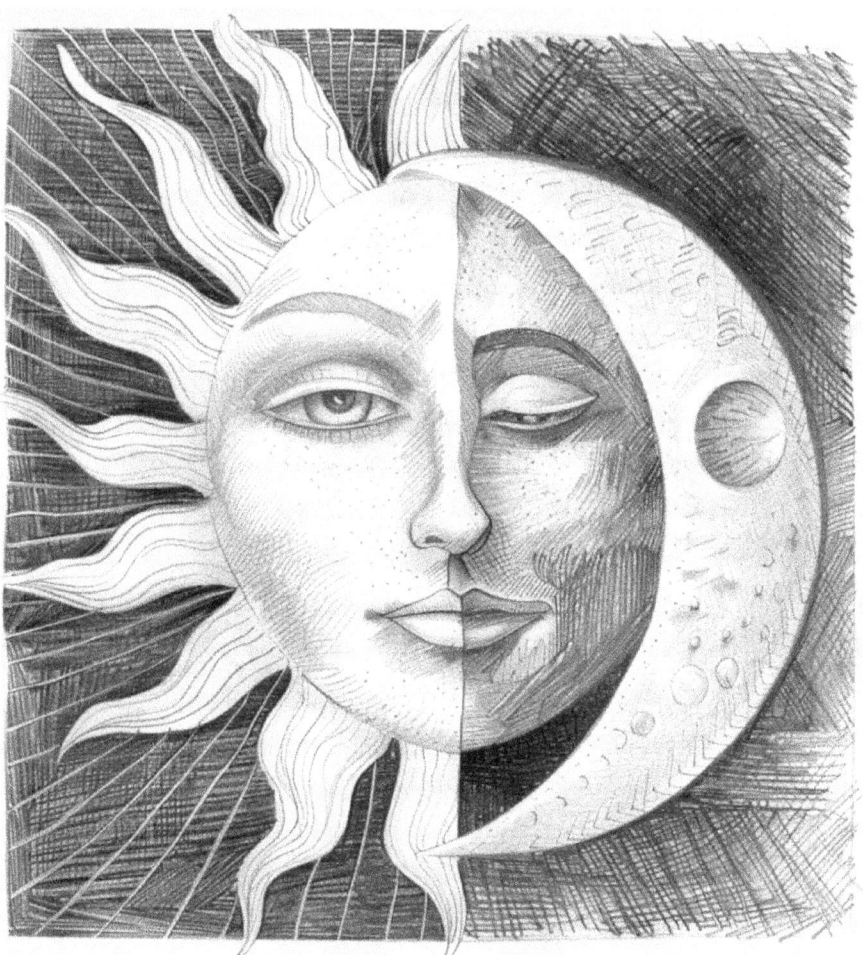

Den zirkadianen Rhythmus verstehen

Bei den meisten Tierarten, die nicht domestiziert sind, hängt dieser zirkadiane Rhythmus von der Sonne und dem Mond ab. Beide liefern Lichtsignale oder deren Fehlen, die anzeigen, wann ein Tier aufwachen und den Tag beginnen sollte. Wir Menschen hingegen sind oft auf Wecker und andere Störungen angewiesen, um uns aus dem Schlaf zu wecken. Das bedeutet aber nicht, dass wir nicht auch diese biologische Verdrahtung in uns haben.

Was ist ein zirkadianer Rhythmus?

Der zirkadiane Rhythmus ist ein 24-Stunden-Zyklus (Bryan, 2024b). Wenn sich die Sonne im Laufe des Tages verändert, ändert sich auch Ihre Schläfrigkeit. Wenn es morgens hell ist, signalisiert dies Ihrem Gehirn, dass Sie sich wach fühlen. Wenn die Sonne untergeht und die Nacht hereinbricht, signalisiert dies Ihrem Gehirn, dass es Zeit ist, sich zu entspannen und ins Bett zu gehen. Dies ist auf biologischer Ebene aus vielen Gründen hilfreich. Es hilft, Energie zu sparen und Körperfunktionen wie die Verdauung zu regulieren. Unser Stoffwechsel schwankt im Laufe des Tages, um sicherzustellen, dass wir nicht ständig hungrig sind, und nachts verlangsamt sich der Stoffwechsel, um Energie zu sparen, während Sie schlafen.

Dies ist nur ein Beispiel für die vielen Prozesse, die jede Nacht in Ihrem Körper ablaufen. Ihr Gehirn hat eine wichtige biologische Hauptuhr, den suprachiasmatischen Kern (Bryan, 2024b). Warum ist es wichtig, dies zu wissen? Je regelmäßiger Ihr Tagesrhythmus ist, desto leichter fällt es Ihnen, Ihren Körper zu regulieren und so normale Energie- und Stoffwechselfunktionen zu unterstützen. Im Laufe des Tages treten viele Störungen auf, wie Stress oder Essen, die unseren zirkadianen Rhythmus beeinträchtigen und zu einem Gefühl der Schläfrigkeit beitragen können.

Wie wirkt sich Licht auf den Schlaf aus?

Da die Sonne für viele Körperfunktionen so wichtig ist, kann das Licht Ihren Schlaf stören. Haben Sie sich jemals gefragt, warum die Haut Ihrer Augenlider so dünn ist? Das ist so, damit wir selbst dann, wenn wir nachts im Dunkeln die Augen schließen, noch Lichtsignale wahrnehmen können. Wir alle waren schon einmal in einem Zimmer und haben fest geschlafen, als jemand hereinkam und das Licht einschaltete. Auch wenn unsere Augen geschlossen sind, signalisiert dies dem Gehirn, dass es Licht gibt und wir wach werden.

Beim Schlafen ist es wichtig, eine dunkle Umgebung zu haben, die das Gehirn daran erinnert, dass es Zeit zum Ausruhen ist. Wir können nicht immer dem exakten Zyklus der Sonne folgen - vielleicht arbeiten Sie bis spät in die Nacht, so dass Sie morgens später schlafen müssen, als wenn die Sonne aufgeht. Aber selbst wenn wir uns nicht an den natürlichen Tageszeiten orientieren, können wir eine Umgebung schaffen, die einen gesunden zirkadianen Rhythmus unterstützt, indem wir die richtigen Lichtverhältnisse schaffen. Tipps für die richtige Beleuchtung werden später in diesem Buch besprochen, aber jetzt ist es wichtig, darauf einzugehen, wie sehr das Licht unsere Fähigkeit zu schlafen beeinflusst.

Welche Hormone sind am Schlaf beteiligt?

Im Laufe des Tages arbeiten verschiedene Systeme in uns hart daran, unseren Körper durch Hormone zu regulieren. Der Schlaf spielt eine wichtige Rolle bei der Hormonregulierung. Der Mensch verfügt über mehr als 50 Hormone, die für die Erhaltung unserer Gesundheit verantwortlich sind ("Hormone", n.d.). Werfen wir einen Blick auf ein paar spezifische Hormone:

- **Melatonin**: Melatonin ist eines der wichtigsten Hormone für den Schlaf und steuert sogar mehr als 500 Gene Ihres Körpers (Vinall, 2021)! Es wird zuerst ausgeschüttet, wenn wir die Dunkelheit wahrnehmen, weshalb wir nachts schläfriger werden. Es wird auch während des Schlafs ausgeschüttet und ermöglicht es Ihnen, im Schlaf zu bleiben.

- **Menschliches Wachstumshormon**: Wachstumshormone werden den ganzen Tag über ausgeschüttet, erreichen aber ihren Höhepunkt im Schlaf. Dies ist wichtig für die Regulierung des Stoffwechsels und besonders wichtig für das Wachstum von Kindern ("Human Growth Hormone", n.d.). Eine Studie zeigte, dass bei Menschen mit posttraumatischer Belastungsstörung (PTSD) Schlafstörungen auftraten, die sich auf ihren Wachstumshormonspiegel auswirkten (Hong, 2015). Dies zeigt, welchen Einfluss die Psyche auf den Körper hat und wie Stress, Schlaf und Stoffwechsel miteinander verbunden sind.

- **Cortisol**: Auch wenn es als Stresshormon bekannt ist, ist Cortisol an der Energieregulierung beteiligt. Cortisol kann Ihrem Körper ein Gefühl der Wachsamkeit vermitteln, weshalb es mit Stress in Verbindung gebracht wird. Wenn Ihr Körper eine Bedrohung wahrnimmt, wird Cortisol ausgeschüttet, so dass Sie Ihre Umgebung besser wahrnehmen und bereit sind, zu handeln. Es wird aber auch täglich ausgeschüttet, um Ihre Wachsamkeit zu steuern. Die Cortisolausschüttung sinkt in der Nacht und erreicht am Morgen ihren Höhepunkt (Stanborough, 2020).

Wie Sie sehen können, können Schlafstörungen Probleme mit Ihrer Energie, Ihrem Hunger und Ihrem Stressniveau verursachen. Wenn der Hormonhaushalt in der Nacht gestört ist, wirkt sich das auch auf den Tag aus und andersherum. Wenn Sie zum Beispiel tagsüber übermäßig gestresst sind, kann dies zu einer übermäßigen Ausschüttung von Cortisol führen, was Ihnen das Einschlafen erschweren kann.

Was ist Schlafdruck und Adenosin?

Adenosin ist eine Chemikalie, die Ihren Schlaftrieb reguliert (Bryan, 2023). Es bestimmt, wie Energie im Körper gespeichert oder verwendet wird, und hilft auch bei grundlegenden Funktionen wie der Muskelkontraktion. Im Laufe des Tages baut sich Adenosin auf, genau wie unser Wunsch, schlafen zu gehen. Sobald wir einen bestimmten Adenosinspiegel in unserem Gehirn erreichen, wird uns signalisiert, dass es Zeit ist, ins Bett zu gehen. Wenn wir dann schlafen, wird das Adenosin reduziert, genau wie unsere Schläfrigkeit. Adenosin und der zirkadiane Rhythmus arbeiten zusammen, um Ihren Schlafzyklus zu unterstützen.

Dies hilft uns, den Schlafdruck und unsere Fähigkeit zur Energieregulierung während des Tages zu verstehen, und erklärt, warum wir uns im Laufe des Tages müder fühlen. Wenn diese Signale, die uns sagen, dass wir schlafen gehen sollen, jedoch ignoriert werden, kann dies die Funktion unseres Gehirns beeinträchtigen. Deshalb fällt es Ihnen vielleicht schwer, sich zu fokussieren und zu konzentrieren, wenn Sie spät in der Nacht arbeiten oder lernen. Auch wenn Sie gegen den Schlaf ankämpfen, arbeitet Ihr Körper hart daran, Ihnen zu signalisieren, dass es Zeit für Ruhe ist.

Warum ist es wichtig, einer Routine zu folgen?

Aufgrund der Lichtschwankungen auf der Erde, der Hormone in unserem Körper und des natürlichen Laufs der Zeit ist unser Körper auf eine Routine angewiesen, damit wir funktionieren. Wenn wir einen unregelmäßigen Zeitplan haben, stört das die Funktionsfähigkeit des Körpers.

Denken Sie an das letzte Mal, als Sie etwas Neues gelernt haben. Vielleicht war es ein neuer Job oder ein Hobby. Bei den ersten Versuchen mussten Sie sich wahrscheinlich noch mehr anstrengen, um sich zu konzentrieren und alles richtig zu machen. Sie haben Ihre Arbeit dreimal überprüft und die Anweisungen zweimal gelesen, um sicherzustellen, dass Sie alles richtig gemacht haben. Je öfter Sie dies taten, desto leichter fiel es Ihnen, die Aufgaben zu erledigen.

In gewisser Weise verlässt sich auch der Körper auf diese Art der Regulierung. Wenn er sich während des Tages auf alles vorbereiten kann und den gleichen Mustern folgt, ist es einfacher, das hormonelle Gleichgewicht aufrechtzuerhalten und hilft Ihren Körpersystemen, wie gewohnt zu funktionieren. Wenn Ihr Zeitplan durcheinandergeraten ist oder Sie nicht ausreichend schlafen oder sich nicht ausreichend ernähren, muss Ihr Körper zusätzliche Energie aufwenden, um diese Defizite auszugleichen, während er gleichzeitig versucht, die Regelmäßigkeit aufrechtzuerhalten.

Wenn dies geschieht, gerät Ihr gesamtes Hormonsystem aus dem Gleichgewicht, was zusätzlichen Stress oder schlechte Essgewohnheiten auslöst. Vielleicht fällt es Ihnen schwer, sich auf die Arbeit zu konzentrieren oder Sie haben ein starkes Verlangen nach Essen. Wenn Sie die Arbeit versäumen oder zu viel essen, fühlen Sie sich möglicherweise gestresst, was Ihren Hormonhaushalt weiter durcheinander bringt. Vielleicht fühlen Sie sich dadurch müde und versuchen, mehr zu schlafen, aber das stört nur Ihren Schlaf und führt zu noch mehr Stress.

Ein paar Nächte mit schlechtem Schlaf hier und da sind nicht das Ende der Welt - der Körper ist widerstandsfähig und kann sich anpassen. Wenn jedoch Unregelmäßigkeiten die Norm sind, entsteht ein Kreislauf des Ungleichgewichts, der zu einer schlechten Gesundheit beiträgt.

Wie viel Schlaf sollte ich bekommen?

Bevor Sie sich eine perfekte Schlafroutine zurechtlegen, sollten Sie als Letztes daran denken, wie viel Schlaf Sie eigentlich bekommen sollten. Erinnern Sie sich an die im letzten Kapitel besprochenen Schlafzyklen? Jede Nacht muss der Körper mehrere Runden dieses Zyklus durchlaufen, wobei jede Runde etwa 90 Minuten dauert. Es wird empfohlen, mindestens vier, aber bis zu sechs Schlafzyklen pro Nacht zu erreichen. Erwachsene sollten also mindestens sieben Stunden Schlaf pro Nacht anstreben, obwohl auch bis zu neun Stunden von Vorteil sein können.

Jeder Körper ist anders, also können nur Sie selbst bestimmen, wie viel Schlaf für Sie am besten ist. Beginnen Sie mit acht Stunden. Wenn Sie feststellen, dass Sie einen vollen Terminkalender haben, sollten Sie versuchen, diese Zeit auf sieben Stunden zu reduzieren. Wenn Sie feststellen, dass acht Stunden nicht ausreichen, versuchen Sie es mit neun Stunden und beobachten Sie, wie Sie sich bei unterschiedlichen Zeitplänen fühlen.

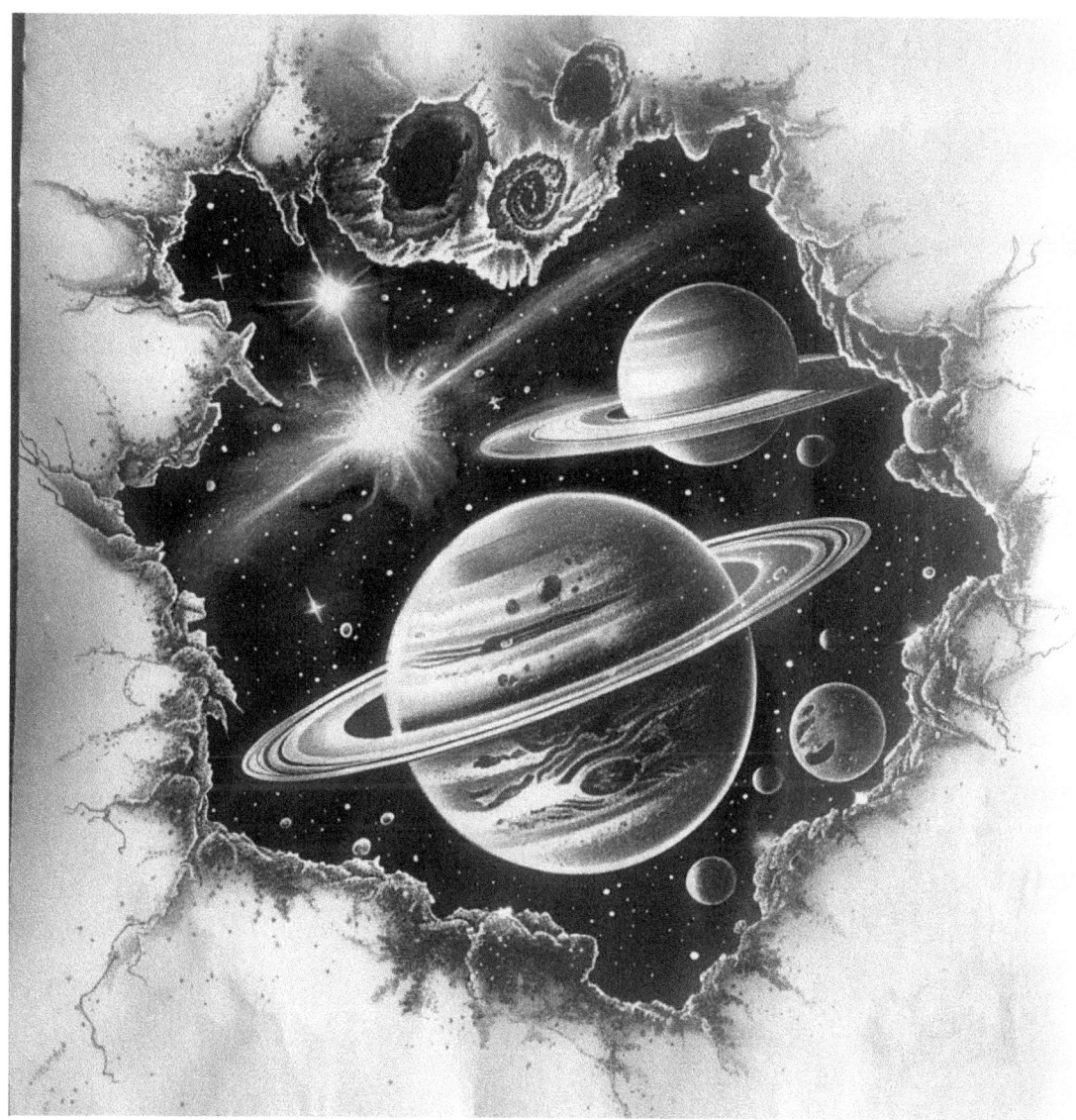

Erstellen einer Schlafroutine

Bei einer soliden Schlafroutine geht es nicht nur darum, zur gleichen Zeit schlafen zu gehen und aufzuwachen. Die Dinge, die wir während des Tages, vor dem Schlafengehen und nach dem Aufwachen tun, können sich alle auf unsere Schlafqualität auswirken. Wenn Sie Ihre Aufgaben, Gewohnheiten und täglichen Anforderungen in einen strukturierten Zeitplan einordnen, fällt es Ihnen leichter, eine Routine beizubehalten, die Ihre Gesundheit fördert.

Die Organisation Ihres Tages ist ein wirksames Mittel, um Stress und das Gefühl der Überforderung zu reduzieren. Im Folgenden finden Sie einen Leitfaden, der Ihnen hilft, die wichtigen Elemente Ihrer Routine zu verstehen, damit Sie einen Zeitplan erstellen können, der Ihren grundlegenden Bedürfnissen gerecht wird.

Routine-Element	Tipps und Anleitungen
Weckzeit	Wann Sie am Morgen aufwachen, hängt von Ihrem Zeitplan ab. Eine wichtige Überlegung, die Sie anstellen sollten, ist die Schlafträgheit. Nach dem Aufwachen fühlen wir uns oft müde und groggy, während sich unser Verstand anpasst. Diese Phase kann nur 15 Minuten oder auch eine Stunde dauern (Pacheco, 2024a). Geben Sie sich morgens mindestens eine Stunde Zeit, um sich fertig zu machen, damit Sie sich nicht gleich in die Arbeit stürzen müssen. Wenn Sie beispielsweise um 9:00 Uhr anfangen müssen, sollten Sie nicht erwarten, dass Sie um 8:30 Uhr aufstehen und zur Tür hinausstürmen. Geben Sie Ihrem Geist und Ihrem Körper Zeit, sich darauf einzustellen, und nehmen Sie sich mehr Zeit, um einige der nachfolgend genannten Dinge zu tun, und Sie werden feststellen, dass Sie produktiver werden. Halten Sie jeden Morgen eine regelmäßige Aufwachzeit ein, um den Körper bei der Regulierung und Konsistenz zu unterstützen.
Morgenlicht Belichtung	Die Forschung zeigt, dass die Exposition gegenüber natürlichem Licht während des Tages dazu beiträgt, die innere Uhr unseres Körpers zu regulieren, einen besseren Nachtschlaf zu fördern und sogar eine antidepressive Wirkung haben könnte (Blume, 2019). Wenn Sie sich morgens die Zeit nehmen, sich natürlichem Licht auszusetzen, fördern Sie das Aufwachen und geben Ihrem Körper ein wichtiges Signal, dass es Zeit ist, aufzuwachen - und Sie werden vielleicht feststellen, dass Sie wacher werden. In den Wintermonaten kann ein heller Lichtkasten dabei helfen, wach zu werden und Ihren zirkadianen Rhythmus zu steuern. Dies sind Lampen, die speziell dafür entwickelt wurden, die Wachsamkeit zu fördern und Schlafstörungen zu behandeln. Richten Sie den Lichtstrahl während der morgendlichen Aktivitäten auf sich selbst, um einen leichten Energieschub zu erhalten und Ihren zirkadianen Rhythmus zu regulieren. Genießen Sie Ihren Morgenkaffee oder -tee draußen und lassen Sie sich die Sonne ins Gesicht scheinen. Öffnen Sie die Vorhänge, wenn Sie aufwachen, und überlegen Sie, ob Sie einen Morgenspaziergang machen wollen. Es kann viele Vorteile haben, wenn Sie Ihre tägliche Routine am Morgen mit natürlichem Licht ergänzen.

Körperliche Aktivität am Morgen	Wie bereits erwähnt, wird morgens Cortisol ausgeschüttet, das Ihnen ein Gefühl der Wachsamkeit vermittelt. Das gibt Ihnen einen Energieschub, der perfekt ist, um sich morgens körperlich zu betätigen. Dies kann helfen, Stress und Ängste abzubauen und den Hormonhaushalt zu regulieren. Außerdem fühlen Sie sich nach einem schnellen Workout am Morgen leistungsfähig und zuversichtlich für den Tag! Am Ende des Kapitels finden Sie spezielle Arten von körperlicher Aktivität, die Sie ausprobieren können.
Morgenritual	Es kann hilfreich sein, ein morgendliches Ritual einzuführen, das bei der Stimmungsregulierung hilft. Denken Sie zum Beispiel an ein Tagebuch, in dem Sie Ihre Gedanken festhalten und Stress abbauen können, gleich am Morgen. Auch Atemübungen können helfen, Ihr System für den Rest des Tages zu regulieren. Weitere ganzheitliche Tipps werden später im Buch besprochen, aber es ist wichtig, einige dieser Ansätze schon jetzt zu berücksichtigen, damit Sie anfangen können, über die Schaffung Ihres eigenen Morgenrituals nachzudenken. Das gibt Ihnen etwas, auf das Sie sich freuen können, und hilft Ihnen, den Tag auf positive Weise zu beginnen. Wenn Sie sich jeden Morgen genügend Zeit nehmen, um aufzuwachen und sich darauf einzustellen, werden Sie vielleicht feststellen, dass Sie produktiver und effizienter sind, als wenn Sie in letzter Minute zur Arbeit hetzen.
Erste Mahlzeit	Da unser Stoffwechsel so stark von Hormonen und Schlaf abhängt, fragen Sie sich vielleicht, wann der beste Zeitpunkt für Ihre erste Mahlzeit ist. Einigen Experten zufolge ist es wichtig, innerhalb einer Stunde nach dem Aufwachen zu essen ("Das Beste", 2023). Dies kann Ihren Körper mit Energie versorgen und Ihren Stoffwechsel für eine bessere Verdauung ankurbeln. Wenn Sie das Frühstück auslassen, könnte dies zu übermäßigem Hunger führen, was den Körper belasten könnte. Dies kann jedoch von Mensch zu Mensch unterschiedlich sein, so dass Sie am besten die Reaktion Ihres eigenen Körpers beobachten sollten.

| **Koffeinabschaltung** | Schränken Sie den Koffeinkonsum nach einem bestimmten Zeitpunkt in Ihrem Tagesablauf ein, da er das spätere Einschlafen beeinträchtigen kann. Laut Matthew Walker, Professor für Neurowissenschaften und Psychologie an der Universität von Kalifornien, Berkeley, und Gründer und Direktor des Center for Human Sleep Science, beträgt die durchschnittliche Viertel-Lebensdauer von Koffein 12 Stunden (Walker, n.d.). Das bedeutet, dass 12 Stunden nach dem Koffeinkonsum noch ein Viertel des Koffeins im Körper zirkuliert!

Auch wenn Sie nach einer Cola zum Abendessen oder einem Kaffee zum Dessert vielleicht noch einschlafen können, könnte dies Ihren Tiefschlaf stören. Wenn möglich, sollten Sie 12 Stunden vor dem Schlafengehen kein Koffein mehr zu sich nehmen, d.h. wenn Sie bis 23.00 Uhr einschlafen wollen, sollten Sie nach 11.00 Uhr kein Koffein mehr zu sich nehmen. Steigen Sie auf koffeinfreie Getränke um und ziehen Sie für den Morgen koffeinärmere Alternativen in Betracht, z.B. grünen Tee statt Kaffee. Wenn Sie feststellen, dass Sie im Laufe des Tages schläfrig werden, sollten Sie versuchen, mehr Flüssigkeit zu sich zu nehmen, indem Sie Wasser oder eine feuchtigkeitsspendende Frucht wie einen Apfel trinken. Das könnte Ihre Energie steigern und Ihnen helfen, die Arbeit zu beenden, damit Sie rechtzeitig ins Bett gehen können. |
|---|---|
| **Letzte Mahlzeit** | Vermeiden Sie schwere Mahlzeiten kurz vor dem Schlafengehen, die während der Nacht Unbehagen oder Verdauungsstörungen verursachen könnten. Bestimmte Schlafpositionen können Sodbrennen oder Verdauungsprobleme verursachen, was zu Magenverstimmungen am Morgen führt oder dazu, dass Sie mitten in der Nacht aufstehen müssen, um zur Toilette zu gehen. Um eine bessere Verdauung zu fördern, schlafen Sie am besten auf der linken Seite und mit erhöhtem Kopf und vermeiden es, auf dem Bauch zu schlafen (Chesak, 2023). Essen versorgt Ihren Körper auch mit Energie, so dass Mahlzeiten zu kurz vor dem Schlafengehen zu unnötiger Wachsamkeit führen können. Eine gute Regel ist, drei Stunden vor dem Schlafengehen nichts mehr zu essen (Peters, 2023). |

Nächtliche körperliche Aktivität	Für den Zeitplan mancher Menschen ist die beste Zeit zum Trainieren vielleicht später am Abend. Wenn Sie jedoch zu spät oder kurz vor dem Schlafengehen trainieren, kann dies Ihren Schlaf aufgrund des erhöhten Adrenalinspiegels beeinträchtigen. Adrenalin trägt ebenso wie Cortisol dazu bei, den Körper wach zu halten, was für den Sport notwendig ist. Wenn Sie nachts trainieren, wählen Sie etwas weniger Anstrengendes, wie z.B. Stretching. Aber auch bei leichteren Übungen wird die Insulinempfindlichkeit verbessert (Everett, 2013). Die Insulinsensitivität bezieht sich auf die Fähigkeit des Körpers, den Blutzucker zu regulieren, ein wichtiges Element der Schlafgesundheit. Wenn die Muskeln während der durch das Training ausgelösten Kontraktionen Blutzucker verbrauchen, wird die Glukose kontrolliert. Dies ist wichtig, da Untersuchungen zeigen, dass ein höherer Blutzuckerspiegel mit einer schlechteren Schlafqualität korreliert (Pacheco, 2023). Darüber hinaus verbessert ein weniger intensives Training, das den Adrenalinspiegel nicht erhöht, nachweislich die Schlafqualität und stärkt "die Entspannungsreaktion" (DiNardo, 2020).
Letzte Hydratation	Schränken Sie die Flüssigkeitsaufnahme kurz vor dem Schlafengehen ein, wenn das nächtliche Wasserlassen Ihren Schlaf stört. Der Körper kann Flüssigkeiten in nur fünf Minuten verarbeiten (Tinsley, 2023), aber je nach Menge und anderen Faktoren kann es auch länger dauern. Vermeiden Sie es, innerhalb einer Stunde vor dem Schlafengehen übermäßig viel Wasser zu trinken und nehmen Sie bis dahin nur kleine Schlucke, um den Durst zu stillen.

Blaues Licht ausschalten	Wie bereits erwähnt, kann Licht Ihren Schlaf empfindlich stören. Vermeiden Sie daher mindestens eine Stunde vor dem Schlafengehen Bildschirme, um die Exposition gegenüber blauem Licht zu begrenzen. Blaues Licht ist das Licht, das von elektronischen Geräten wie Telefonen, Tablets und Fernsehbildschirmen ausgestrahlt wird. Dieses Licht simuliert das Sonnenlicht, wodurch sich unser Körper wacher fühlt und unser zirkadianer Rhythmus und unsere Hormone beeinflusst werden. Es ist wichtig, den Telefongebrauch vor dem Schlafengehen einzuschränken, um zu verhindern, dass der suprachiasmatische Nukleus aufgrund des "blauen Lichts von LED-basierten Geräten" Cortisol freisetzt (Rosen, 2015). Darüber hinaus blockiert blaues Licht die Freisetzung von Melatonin (Salamon, 2022). Wenn Sie einen Bildschirm verwenden müssen, z.B. bei Schichtarbeit in der Nähe der Nachtzeit, sollten Sie einen Blaulichtblocker auf dem Computer verwenden, der sich automatisch einschaltet, z.B. f.lux. Das ist auch gut, denn es kann Sie daran erinnern, dass es bald Zeit ist, den Bildschirm auszuschalten. Wenn Sie Ihr Telefon benutzen, nutzen Sie den Nachtmodus, um den Bildschirm zu wechseln. Vermeiden Sie die Verwendung von Mobiltelefonen zu kurz vor dem Schlafengehen und halten Sie sie von Ihrem Schlafplatz fern, um der Versuchung zu entgehen. Lesen Sie stattdessen oder üben Sie eine entspannende Tätigkeit aus, z. B. Stricken, um Ihren Geist zu beschäftigen, während sich Ihr Körper auf den Schlaf vorbereitet.
Abklingzeit	Genauso wie Sie sich ein Morgenritual zulegen, sollten Sie auch eine abendliche Routine einführen, die Ihnen hilft, vor dem Schlafengehen zur Ruhe zu kommen. Hören Sie z.B. ein Hörbuch oder einen Podcast, der nicht zu aufregend ist. Verwenden Sie außerdem einen Auto-Timer, der nach etwa 15 Minuten stoppt. Das ist lang genug, um etwas zu hören, damit Sie nicht zu viel nachdenken müssen, aber auch nicht zu aufregend, damit Sie das nächste Kapitel nicht verpassen! Ziehen Sie Belletristik in Betracht, denn der Inhalt ist vielleicht nicht so aufregend und verhindert, dass Sie in den Denk- oder Problemlösungsmodus von Sachbüchern geraten. Es ist wichtig, dass Sie den Tag mit einem Ritual abschließen, damit Ihr Geist nicht mit den Stressfaktoren von gestern und den Ängsten von morgen beschäftigt ist.

Nächtlichen Stress reduzieren	Was auch immer Sie tun, stellen Sie sicher, dass Sie im Voraus planen, damit Ihnen später in der Nacht nichts mehr einfällt und Sie noch ein paar Stunden länger aufbleiben müssen, um die Aufgabe zu erledigen. Stellen Sie sich den nächsten Tag positiv vor, um sich auf den Erfolg vorzubereiten. Wenn Sie sich denken: "*Ich kann die ganze Arbeit, die ich morgen erledigen muss, gar nicht schaffen. Das ist so überwältigend, dass es* nachts Stress verursacht, der Ihren Schlaf stört und es Ihnen schwer macht, am nächsten Tag zu arbeiten. Wenn Sie stattdessen sagen: *Ich schaffe das! Morgen ist vielleicht viel los, aber ich weiß, dass ich alles schaffen werde.* Das kann zu einer positiveren und aufbauenden Einstellung führen. Eine positive Visualisierung sorgt dafür, dass Sie nicht mehr zu viel nachdenken und sich am nächsten Tag motivierter fühlen. Reduzieren Sie Stress auf ganzheitliche Weise, indem Sie Dinge wie Atemarbeit, Tagebuchschreiben und heiße Bäder vor dem Schlafengehen nutzen (siehe Kapitel 5 für weitere Einzelheiten). Versuchen Sie, als Teil Ihrer Entspannungsroutine vor dem Schlafengehen beruhigende Musik oder Naturgeräusche zu hören. Anstatt den Cortisolspiegel in die Höhe zu treiben, schaffen Sie eine Umgebung, die Ihre Hormone vor dem Schlafengehen reguliert und so einen tieferen Schlaf ermöglicht.
Schlafenszeit	Genau wie beim Aufwachen sollten Sie sich eine Zeit aussuchen, zu der Sie jeden Abend konsequent einschlafen können. Stellen Sie sicher, dass Ihre nächtliche Routine vor der Zeit beginnt, zu der Sie eigentlich einschlafen möchten. Vielleicht müssen Sie zum Beispiel um 7:00 Uhr morgens aufstehen, damit Sie Zeit haben, Sport zu treiben, Frühstück zu machen und sich für die Arbeit fertig zu machen. Das würde bedeuten, dass Sie spätestens um 12:00 Uhr eingeschlafen sein müssten. In dieser Situation sollten Sie um 23:40 Uhr im Bett sein, unter der Decke liegen und bereit zum Einschlafen sein, denn es dauert 15-20 Minuten, bis Sie einschlafen (Rausch-Phung & Rehman, 2023). Versuchen Sie, sich eine Stunde Zeit zum Einschlafen zu nehmen, denn wenn Sie es schaffen, in nur 10 Minuten einzuschlafen, verschaffen Sie sich sogar noch mehr Schlafzeit.

Achten Sie auf einen gleichmäßigen Schlafrhythmus, auch an den Wochenenden. Wochenenden werden oft als Gelegenheit angesehen, Schlaf nachzuholen, aber wenn Sie die ganze Woche über eine gesunde Schlafroutine beibehalten, müssen Sie das nicht nachholen! Nutzen Sie die zusätzliche Zeit am Morgen, um sich mit persönlichen Leidenschaften und Projekten zu beschäftigen, und schaffen Sie sich mehr Entspannung, anstatt den Vormittag mit Ausschlafen zu verbringen. Planen Sie an den Wochenenden ein Nickerchen ein, wenn Sie Ihren Schlafrhythmus wiederfinden, falls Sie Nachholbedarf haben. Weitere Tipps zum Mittagsschlaf finden Sie in Kapitel 5!

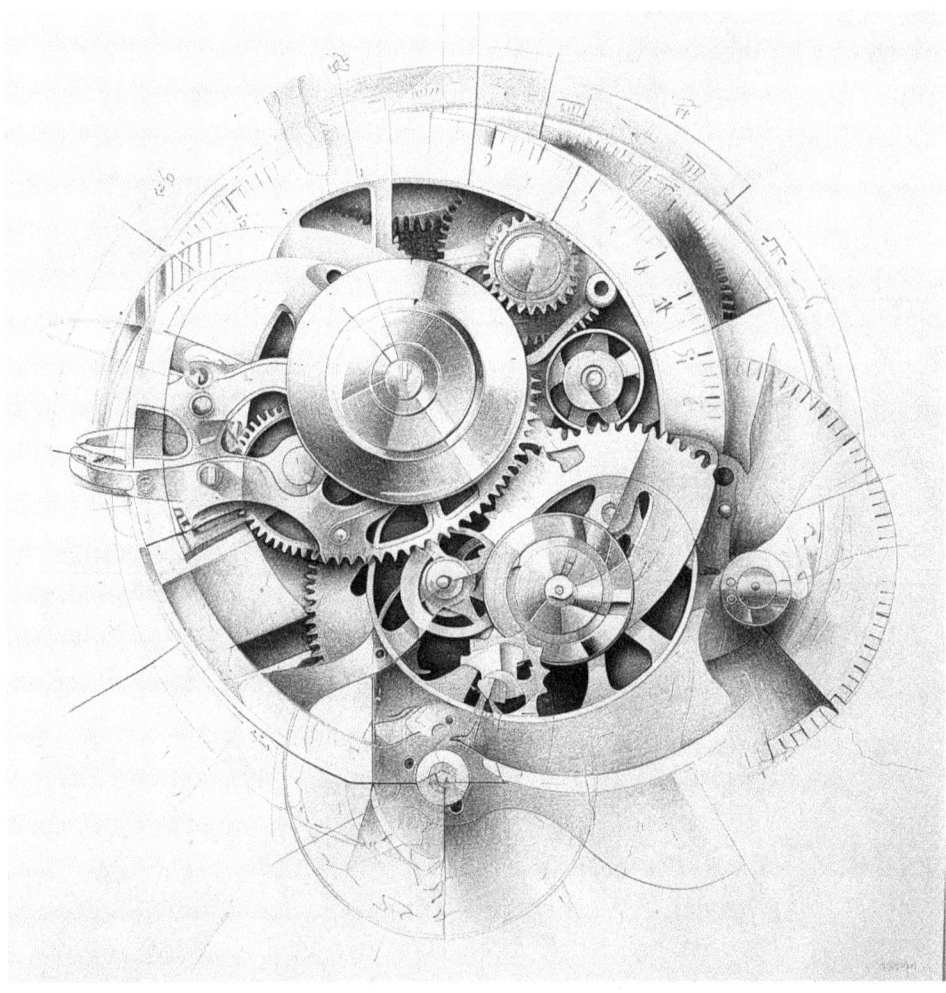

Ihre Routine-Vorlage

Jetzt, wo Sie sich die Zeit genommen haben, die Elemente Ihrer Routine zu verstehen, können Sie Ihren eigenen idealen Schlafplan erstellen. Im Folgenden finden Sie eine leere Vorlage, die Ihnen dabei hilft, den perfekten Tag für einen gesunden Schlaf zu gestalten.

Die erste Spalte enthält das besprochene Element der Routine. In der mittleren Spalte können Sie die Zeit notieren, die Sie dafür einplanen möchten, damit Sie im Voraus planen können. In der letzten Spalte können Sie dann Aufgaben oder Notizen eintragen. Für die Weckzeit könnten Sie zum Beispiel notieren, dass Sie als erstes duschen oder mit dem Hund nach draußen gehen werden. In das Feld für den Koffeinverzicht könnten Sie eine Erinnerung daran schreiben, einen Schluck Kräutertee zu trinken oder Ihre Wasserflasche aufzufüllen, um die Flüssigkeitszufuhr zu fördern. Sie können diese Vorlage kopieren und sie täglich verwenden, um Mahlzeiten und andere wichtige Erinnerungen für die tägliche Konsistenz einzutragen.

Routine-Element	Zeit	Aufgaben oder Notizen
Weckzeit	__:__	
Morgenlicht Belichtung	__:__	
Körperliche Aktivität am Morgen	__:__	
Morgenritual	__:__	
Erste Mahlzeit	__:__	
Koffein-Abschaltung	__:__	
Letzte Mahlzeit	__:__	

Nächtliche körperliche Aktivität	__:__	
Letzte Hydratation	__:__	
Blaues Licht abschalten	__:__	
Abklingzeit	__:__	
Nächtlichen Stress reduzieren	__:__	
Schlafenszeit	__:__	

Handeln Sie tagsüber

Es gibt viele Dinge, die Sie tagsüber tun können, um nachts besser schlafen zu können. Im Folgenden finden Sie einige zusätzliche Hilfsmittel und Tipps, die Ihnen helfen, das Beste aus Ihrer täglichen Routine zu machen.

Vorlage zur Verfolgung von Schlaf und Essen

Um Probleme zu erkennen, die sich auf Ihre Schlafqualität auswirken, können Sie mithilfe einer Vorlage zur Verfolgung von Schlaf- und Essensgewohnheiten Muster aufdecken, damit Sie Probleme beheben können. Nachfolgend finden Sie eine Vorlage, die aufzeichnet, wie Sie sich den ganzen Tag über fühlen, und die es Ihnen ermöglicht, Zusammenhänge zwischen Gewohnheiten und Gesundheit herzustellen.

Datum:_____	Zeitspanne	Gefühle (Physisch)	Gefühle (Emotional)
Als ich aufwachte			
Wie lange es gedauert hat, aufzuwachen			
Was ich zum Frühstück gegessen und getrunken habe			

Stressfaktoren am Morgen			
Was ich zum Mittagessen gegessen und getrunken habe			
Stressoren am Nachmittag			
Was ich zum Abendessen gegessen und getrunken habe			
Nächtliche Stressoren			
Wie lange es gedauert hat, einzuschlafen			

Um wie viel Uhr ich eingeschlafen bin			

Leitfaden für körperliche Aktivität

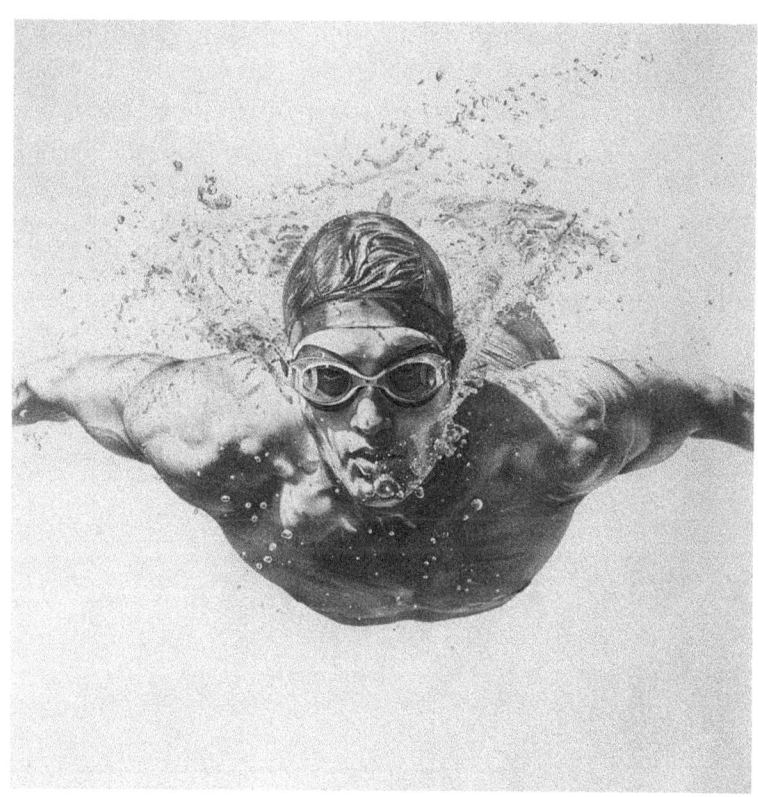

Verschiedene Arten von Übungen können unterschiedliche Auswirkungen auf den Körper haben. Im Folgenden finden Sie einige Übungen, die Sie idealerweise zu einem bestimmten Zeitpunkt durchführen sollten. Die Wirkung, die Intensität und der Energieaufwand sind bei den verschiedenen Übungen unterschiedlich. Bauen Sie sie also zur richtigen Zeit in Ihren Tag ein, um die besten Ergebnisse zu erzielen!

Für Morgenübungen	**Für die nächtliche Ertüchtigung**
<ul><li>Gehen/Laufen</li><li>Schwimmen</li><li>Pilates</li><li>Krafttraining</li></ul>	<ul><li>Yoga (wenig belastende Bewegungen)</li><li>Gehen (langsames Tempo)</li><li>Widerstandsübungen (ohne Gewichte)</li><li>progressive Muskelentspannung</li></ul>
Bewegung am Morgen ist eine gute Möglichkeit, Ihr Blut in Schwung zu bringen und Ihre Energie für den Tag zu steigern. Wählen Sie Übungen, bei denen Sie sich wach und bereit fühlen, den Tag in Angriff zu nehmen!	Das Wichtigste beim nächtlichen Training ist, dass es langsam und intuitiv erfolgen sollte. Konzentrieren Sie sich auf die Atmung und die Entspannung und lösen Sie sich von den Dehnungen und Bewegungen, anstatt sich zu überfordern.

Kapitel 3:

Schlafen - Was Sie wach hält

Sobald Sie die perfekte Routine haben und die richtigen Schritte unternehmen, um vor dem Schlafengehen ausgeruht zu sein, ist es wichtig, herauszufinden, welche Lebensmittel, Gewohnheiten und andere Dinge in Ihrem Leben Sie nachts wach halten.

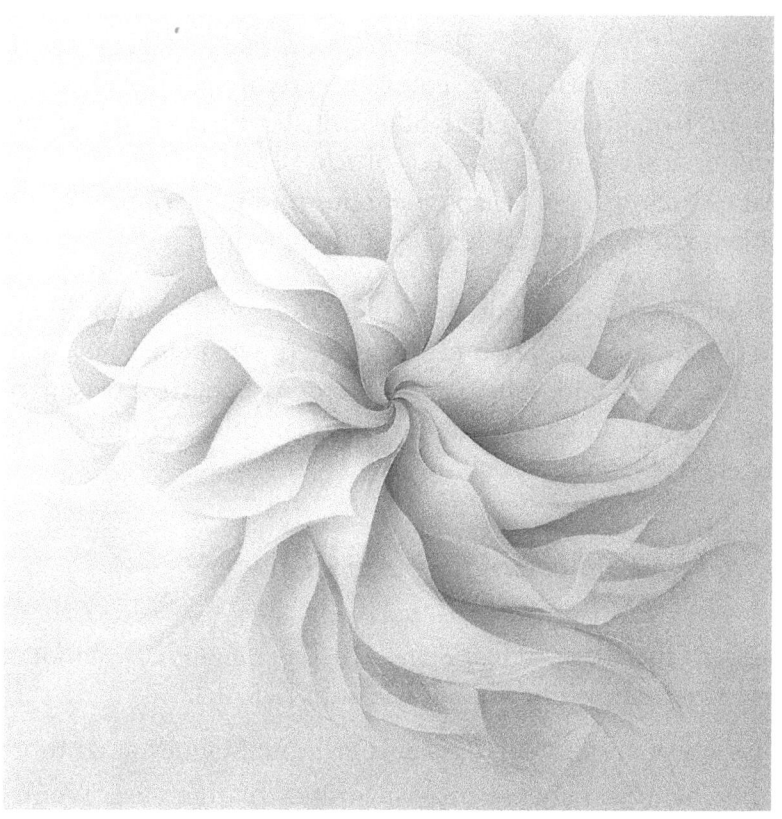

Ganzheitlicher Gesundheitsschlaf

Das Wissen um die Wissenschaft hinter dem Schlaf ist eine wichtige Grundlage für eine tiefere Erholung. Darüber hinaus sollten Sie sich aber auch mit einigen praktischen Aspekten des täglichen Lebens befassen, die Ihren Schlaf beeinträchtigen könnten.

Wie wirkt sich meine Ernährung auf den Schlaf aus?

Alles, was wir unserem Körper zuführen, durchläuft unser Verdauungssystem, das hart daran arbeitet, die verschiedenen Dinge, die wir zu uns nehmen, zu filtern. Aus diesem Grund kann alles, was wir zu uns nehmen, Auswirkungen auf unseren Körper haben. Die Vitamine und Mineralien, die wir zu uns nehmen oder auch nicht, sind dafür verantwortlich, uns von innen heraus zu nähren. Außerdem wirkt sich das, was wir essen, den ganzen Tag über auf unsere Gesundheit aus. Wenn Sie Ihren Körper nicht ausreichend mit Nährstoffen versorgen, können Sie andere Symptome haben, die sich auf Ihre Hormone auswirken.

Es gibt nicht immer einen eindeutigen Zusammenhang zwischen dem, was wir konsumieren, und dem, wie wir schlafen (z.B. wie Koffein zu schnellerer Wachsamkeit führen kann). Daher ist es wichtig, sich Gedanken darüber zu machen, wie die Dinge, die wir unserem Körper zuführen, zu den verschiedenen Aspekten unserer Gesundheit beitragen können.

Welche Lebensmittel sind am schlechtesten für den Schlaf?

Es ist zwar wichtig, bestimmte Lebensmittel nicht zu verteufeln, aber ebenso wichtig ist es, darüber nachzudenken, wie unsere Ernährung negative Schlafmuster verursachen könnte. Scharfe, fettige und zuckerhaltige Lebensmittel sind am schlechtesten für den Schlaf, ebenso wie alles, was Koffein enthält. Wie bereits erwähnt, ist es wichtig, dass Sie ab einem bestimmten Zeitpunkt kein Koffein mehr zu sich nehmen, um die Wachheit kurz vor dem Schlafengehen zu reduzieren.

Auch zucker- und fetthaltige Nahrungsmittel können aufgrund des erhöhten Blutzuckerspiegels zu Energiespitzen führen. Wenn Sie sich doch etwas gönnen, versuchen Sie, sich leicht zu dehnen, um den Blutzucker zu verbrauchen und schläfrig zu werden. Scharfe Speisen oder große Mahlzeiten können Ihre Verdauung stören und zu Verdauungsstörungen oder Sodbrennen führen, also halten Sie sich vor dem Schlafengehen ebenfalls zurück.

Welche Lebensmittel sind am besten für besseren Schlaf?

Lebensmittel, die besser für den Schlaf sind, haben einige Bestandteile, die eine bessere Energieregulierung und Wachsamkeit bewirken, wie zum Beispiel:

- **Magnesium**: Es wurde festgestellt, dass eine erhöhte Magnesiumzufuhr den Schlaf fördert (Wilson, 2018). Wählen Sie Lebensmittel wie grünes Blattgemüse. Wenn Sie mehr über Magnesium wissen möchten, finden Sie im Anhang weitere Informationen.

- **Melatonin**: Lebensmittel mit hohem Melatoningehalt fördern die Schläfrigkeit. Pistazien enthalten Melatonin, was sie zu einem nützlichen Snack für die Nacht macht.

- **Tryptophan**: Tryptophan ist gut für die Regulierung Ihrer Stimmung und hilft bei der Produktion von Serotonin und Melatonin im Körper, beides wichtige Hormone für den Schlaf (Summer, 2024a). Mageres Fleisch wie Huhn, Truthahn und Fisch enthalten viel Tryptophan. Sehen Sie sich die Tabelle am Ende dieses Kapitels an, um weitere schlaffördernde Lebensmittel zu entdecken!

- **Kohlenhydrate**: Kohlenhydratreiche Lebensmittel können "die Aufnahme von Tryptophan durch das Gehirn erhöhen (Benton, 2022)." Achten Sie nur darauf, dass es sich um Kohlenhydrate mit einem niedrigen bis mittleren glykämischen Index handelt, um

Blutzuckerspitzen und -abstürze zu vermeiden. Mehr zum Thema Blutzucker und Gesundheit des Gehirns finden Sie im Anhang.

Dies sind nur einige wenige Punkte, die Sie bei der Auswahl von Snacks oder Mahlzeiten kurz vor dem Schlafengehen beachten sollten. Unten finden Sie eine detailliertere Tabelle mit den Lebensmitteln, die Sie essen sollten und die Sie vermeiden sollten.

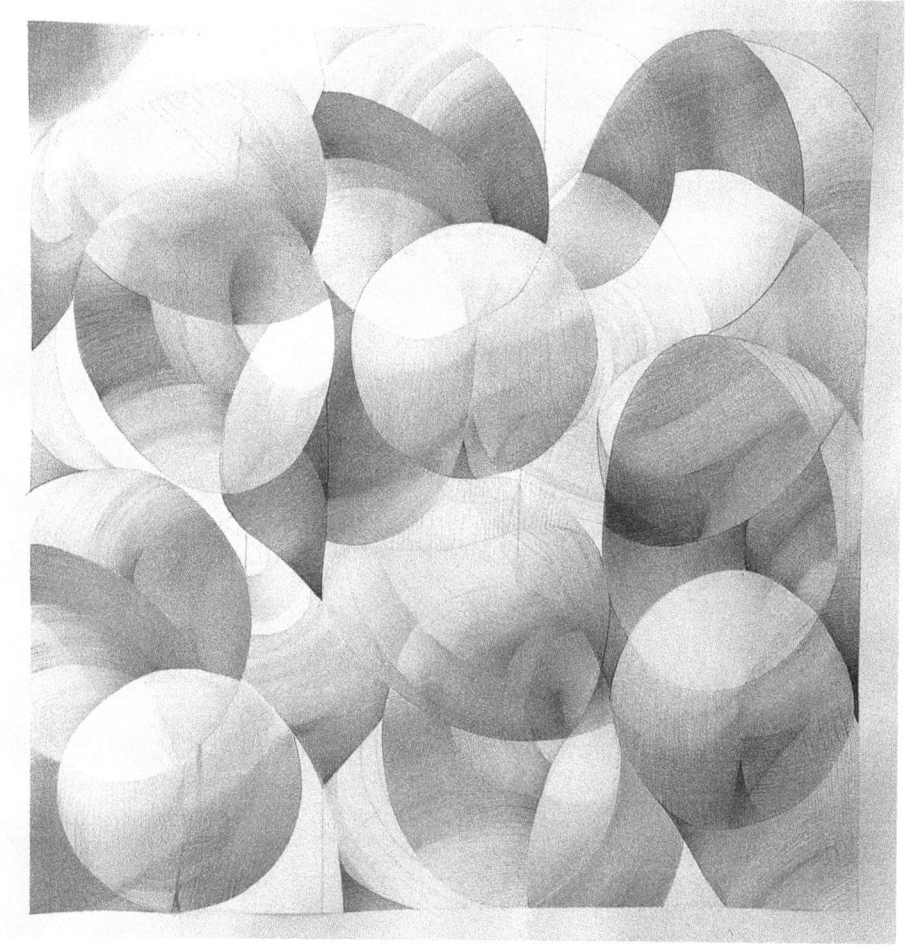

Warum ist es so schwer, morgens aufzuwachen?

Probleme beim Aufwachen am Morgen können Ihre Routine durcheinander bringen. Sie fragen sich vielleicht, warum es Ihnen so schwer fällt, aufzuwachen und aus dem Bett zu kommen. Manche Menschen verschlafen leicht, und die Schlummertaste des Weckers macht es noch einfacher! Zunächst ist es wichtig festzustellen, ob Sie jede Nacht einen tiefen, erholsamen Schlaf bekommen. Wenn dies nicht der Fall ist, werden Sie feststellen, dass Ihr Körper sich nach mehr Schlaf sehnt und es Ihnen daher schwerer fällt, morgens aufzustehen.

Überlegen Sie als Nächstes, ob es Gewohnheiten gibt, die es Ihnen erschweren, das Bett zu verlassen, z.B. zu lange an elektronischen Geräten zu bleiben. Wenn Sie zum Beispiel im Bett soziale Medien nutzen, werden Sie vielleicht feststellen, dass Sie versuchen, später zu schlafen, um die verlorene Zeit in der Nacht wieder aufzuholen. Wenn Sie außerdem einen Zeitplan haben, der Sie zwingt, sofort mit der Arbeit zu beginnen, kann es für Ihren müden und verletzlichen Geist schwer sein, die Motivation zu finden, damit anzufangen, so dass das Ausschlafen eine Form der Prokrastination ist.

Abgesehen von den Gewohnheiten könnte es auch etwas Physisches in Ihrem Körper geben, wie z.B. ein hormonelles Gleichgewicht oder eine bestimmte Art von Nahrung, die Sie daran hindert, eine erholsame Nachtruhe zu finden. Es geht nicht immer darum, was wir morgens tun, sondern vielmehr darum, was in der Nacht vor sich geht, was es schwierig machen kann, aus dem Bett zu kommen.

Was ist die Ursache für Schlaflosigkeit?

Manchmal sind die größten Störungen Schlafstörungen, wie zum Beispiel Schlaflosigkeit. Schlaflosigkeit kann viele verschiedene Ursachen haben, wie zum Beispiel (Suni, 2024c):

- physiologische Erregung zu unerwünschten Zeiten
- Familiengeschichte
- Alter und Geschlecht
- geistige Gesundheitsstörungen
- erhöhtes Cortisol

Schlaflosigkeit ist gekennzeichnet durch ("Schlaflosigkeit", n.d.):

- Einschlafprobleme
- Schwierigkeiten beim Einschlafen
- Tagesmüdigkeit

Eine hilfreiche Methode zur Behandlung von Schlaflosigkeit ist die kognitive Verhaltenstherapie (CBT). Die kognitive Verhaltenstherapie betont, wie Gedanken und Verhalten zusammenhängen, und konzentriert sich auf die Umstrukturierung mentaler Gewohnheiten, um günstigere Ergebnisse zu erzielen. Dieser evidenzbasierte Ansatz zielt darauf ab, störende Gedanken zu reduzieren und mehr Achtsamkeit zu erzeugen. Einige CBT-basierte Techniken, die bei Schlaflosigkeit helfen, sind:

- Meditation
- Atemübungen
- progressive Muskelentspannung

Mehr darüber, wie Sie mit diesen Praktiken beginnen können, finden Sie im Anhang! Wenn Sie nach der Umsetzung dieser Praktiken keine Verbesserungen bei Schlaflosigkeit und Schlafgesundheit feststellen, sollten Sie unbedingt einen Fachmann aufsuchen, um mögliche Grunderkrankungen auszuschließen, die Schlaflosigkeit auslösen (Newsom, 2024b).

Fehlersuche bei Schlafstörungen

Denken Sie daran, dass es nicht nur auf die Quantität und Qualität Ihres Schlafs ankommt - streben Sie nach ununterbrochenen Tiefschlafzyklen. Im Folgenden finden Sie einige Tipps zur Überwindung der größten Schlafstörungen, mit denen Sie möglicherweise konfrontiert sind.

Schlaf Gesundheit und andere

Es ist nicht immer das, was in Ihrem Körper vor sich geht, das Ihren Schlaf beeinträchtigt, sondern die Störfaktoren in Ihrer Umgebung, wie Kinder und Haustiere. Nutzen Sie diese Tipps, um die Dinge in Angriff zu nehmen, die Sie nachts wach halten könnten.

Haustiere	<ul><li>Haustiere haben einen anderen zirkadianen Rhythmus als Menschen, insbesondere Katzen, da sie dämmerungsaktiv sind und in der Morgen- und Abenddämmerung am aktivsten sind ("Cat", n.d.). Vermeiden Sie es daher nach Möglichkeit, Ihr Haustier mit Ihnen im Zimmer zu halten.</li><li>Anfangs mag es Ihnen schwer fallen, da Sie es vielleicht genießen, mit ihnen einzuschlafen, oder sie vermissen Sie nachts und stören Sie durch Kratzen oder Winseln an der Tür.</li><li>Um die Umstellung zu erleichtern, sollten Sie dafür sorgen, dass Ihr Kind sich tagsüber ausreichend bewegt, indem Sie mit ihm spielen oder mit ihm spazieren gehen. Dies kann dazu beitragen, dass sie nachts besser schlafen können.</li><li>Wenn Sie sie nicht von Ihrer Schlafumgebung trennen können, ermutigen Sie sie zumindest, auf dem Boden und nicht in Ihrem Bett zu schlafen, damit Sie nicht durch ihre Bewegungen während der Nacht aufwachen.</li></ul>

Kinder

- Kinder brauchen feste Abläufe für eine gute Entwicklung. Wenn Ihr Kind Sie nachts weckt, ist es wichtig, dass Sie eine feste Schlafenszeit-Routine einführen, die zu Ihrer passt, damit Ihr Kind weiterschlafen kann, wenn Sie zusammen schlafen. Wenn Sie vom Beischlaf wegkommen oder diesen vermeiden möchten, kann die Einführung fester Schlafenszeit-Rituale helfen.

- Nutzen Sie die gleichen Tipps, die Sie im ganzen Buch finden, um Ihrem Kind zu einem besseren Schlaf zu verhelfen, wie Sie sie auch für sich selbst nutzen, wie z.B. die Umgebungsfaktoren für das Schlafzimmer im kommenden Kapitel 4.

- Genau wie bei Ihren Haustieren sollten Sie sicherstellen, dass sich Ihre Kinder tagsüber ausreichend bewegen, damit sie nachts besser schlafen können. Wählen Sie nährstoffreiche Lebensmittel statt zuckerhaltiger Süßigkeiten, um Energiespitzen zu vermeiden.

- Übung und Geduld sind der Schlüssel, wenn Sie eine Routine einführen. Es kann einige Zeit dauern, bis sich Ihr Kind vollständig daran gewöhnt hat, aber mit wichtigen Grenzen und Ritualen wird es zu einem gesunden Schlafmuster finden.

Unruhige oder schnarchende Partner

- Partner, die sich nachts hin und her wälzen, können für diejenigen, mit denen sie das Bett teilen, störend sein, insbesondere wenn die andere Person einen leichten Schlaf hat. Wenden Sie die Tipps in diesem Buch auf Ihren Partner an, damit er genauso wie Sie Hilfe finden kann!

- Laden Sie sie zu einem nächtlichen Spaziergang ein oder verbringen Sie vor dem Schlafengehen etwas Zeit mit ihnen, um sich zu entspannen und über Ihre Gedanken und Gefühle zu sprechen. Vielleicht stellen Sie fest, dass sie nachts aus emotionalen Gründen unruhig sind. Der Austausch über Ihre Gefühle ist also eine gute Möglichkeit, sich miteinander zu verbinden und Störungen zu verarbeiten.

- Wenn sie Ihren Schlaf weiterhin stören, ist es vielleicht an der Zeit, sie zu ermutigen, professionelle Hilfe zu suchen. Eine Schlafuntersuchung könnte die Probleme beheben, die sie die ganze Nacht über wach halten.

- Wenn alles andere versagt, sollten Sie getrennte Betten in Betracht ziehen. Sie können zwei zusammengeschobene Einzelbetten verwenden oder ein separates Zimmer, wenn Ihr Partner mit Schnarchen zu kämpfen hat. Schnarchen kann oft ein Anzeichen für etwas anderes sein, wie z.B. Schlafapnoe. Wenn das Schnarchen also so störend ist, sollten Sie Ihren Partner dazu ermutigen, sich professionell untersuchen zu lassen, um zugrundeliegende Probleme auszuschließen. Wenn Sie nicht in getrennten Betten schlafen wollen, können Sie zumindest getrennte Laken und Decken auf dem Bett verwenden, um Störungen zu vermeiden.

Unterschiedliche Zeitpläne	- Wenn Sie und Ihr Partner unterschiedliche Arbeitszeiten haben, z.B. wenn einer von Ihnen Nachtschichten und der andere Morgens arbeitet, kann dies Ihre beiden Schlafgewohnheiten stören.
- Legen Sie die Kleidung bereits am Vorabend bereit, damit der eine Partner den anderen nicht durch das Wühlen in Schubladen und Schränken stört. Bereiten Sie die Mahlzeiten vor und stellen Sie alles vor der Schlafenszeit bereit, damit kein Partner durch andere Geräusche im Haus geweckt wird.
- Benutzen Sie Schlafmasken und Geräuschmaschinen, um Geräusche und Licht zu übertönen, die der andere Partner vielleicht beim morgendlichen Aufstehen braucht.
- Verwenden Sie ein Nachtlicht oder eine verstellbare Glühbirne, um Badezimmer und Flure außerhalb des Schlafzimmers sanfter zu beleuchten, um Störungen zu vermeiden.

Stress-Erinnerungen

Gelegentliche Schlafstörungen haben möglicherweise keine ernsthaften Ursachen und sind nur vorübergehend. Machen Sie sich keine allzu großen Sorgen über das Aufwachen mitten in der Nacht, wenn es nur gelegentlich vorkommt, oder in der Anfangsphase, wenn Sie noch an Ihrem Schlaf arbeiten. Wenn Sie feststellen, dass Sie mitten in der Nacht aufwachen, hören Sie auf, in Panik zu geraten! Das wird Ihr Gehirn nur noch mehr alarmieren und unnötigen Stress verursachen. Jeder hat gelegentlich eine unruhige Nacht - lassen Sie nicht zu, dass eine schlechte Nacht zu Ängsten führt, in Zukunft nicht mehr gut zu schlafen.

Im Folgenden finden Sie einige Tipps, die Ihnen helfen, Stress und Sorgen über Schlafstörungen zu reduzieren:

- Vermeiden Sie es, auf die Uhr zu schauen, denn das kann den Stresspegel beim Einschlafen erhöhen. Wenn Sie eigentlich um 22:00 Uhr schlafen sollten und es auf Mitternacht zugeht, ist das in Ordnung! Vielleicht haben Sie eine Nacht schlecht geschlafen, aber lassen Sie sich davon nicht aus dem Konzept bringen.

- Wenn Sie mitten in der Nacht aufwachen, widerstehen Sie dem Drang, auf Ihr Telefon zu schauen. Das Licht kann Ihre Wachsamkeit stimulieren. Auch wenn Sie sich mit einem Blick in die sozialen Medien vom Stress ablenken wollen, ist es wahrscheinlich, dass Sie den Stress dadurch nur noch verschlimmern und das Einschlafen verzögern.

- Bleiben Sie nicht wach im Bett liegen, wenn Sie nicht innerhalb von 20 Minuten einschlafen können. Stehen Sie auf und tun Sie etwas Entspannendes, bis Sie sich wieder schläfrig fühlen.

Wenn Sie nur daliegen und in Panik geraten, kann das zu noch mehr Sorgen führen. Es kann also helfen, aufzustehen und sich mit etwas anderem als Ihrem Telefon abzulenken. Denken Sie an etwas Produktives und Leichtes, wie z.B. das Zusammenlegen einer Ladung Wäsche oder das Zusammenstellen Ihres Outfits für den nächsten Tag.

- Verwenden Sie positive Visualisierungen und Affirmationen, um die Sorgen zu stoppen und sich auf den kommenden Tag vorzubereiten. Kleine Momente der Beruhigung sorgen für Entspannung und Konzentration, so dass Sie Ihre panischsten Gedanken überwinden können. Positive Erinnerungen können Sätze sein wie:

    o Mir geht es gut, und ich werde mich auch morgen noch gut fühlen.
    o Es ist in Ordnung, ein wenig Schlaf zu verpassen. Ich bin nur etwas nervös wegen morgen, aber am Ende des Tages wird es mir gut gehen.
    o Ich muss mich im Moment auf nichts anderes konzentrieren als auf die Entspannung.
    o Meine Gedanken schweifen ab, aber das ist um diese Uhrzeit normal. Meine Unruhe wird bald vorübergehen.

- Ändern Sie Ihren Zeitplan nicht wegen einer unruhigen Nacht. Bleiben Sie in der Spur und erinnern Sie sich daran, dass bald alles wieder in Ordnung ist. Es ist besser, eine unruhige Nacht zu haben und sie schnell hinter sich zu bringen, als die ganze Woche zu unterbrechen, um eine Nacht verpassten Schlaf nachzuholen.

Übliche Stimulanzien

Die größten Stimulanzien, die Sie nachts wach halten können, sind Alkohol, Koffein und Nikotin.

Alkohol	Koffein	Nikotin
Alkohol mag Sie zunächst schläfrig machen, kann aber später in der Nacht Ihren Schlaf stören. Je mehr Sie trinken, desto eher werden Sie Schlafstörungen bemerken. Trinken Sie mindestens drei Stunden vor dem Schlafengehen nicht mehr (Bryan, 2024c).	Koffein kann Schläfrigkeit überdecken und ein Gefühl der Wachheit vermitteln, aber in Wirklichkeit blockiert es nur Adenosin (Pacheco, 2024b). Es ist am besten, mindestens 8 Stunden vor dem Schlafengehen auf Koffein zu verzichten, vorzugsweise jedoch 12.	Rauchen, Kauen und Verdampfen von Tabak sind allesamt schädliche Formen des Nikotinkonsums, die eine Vielzahl negativer Auswirkungen auf die Gesundheit haben, darunter auch schlechten Schlaf. Bei Rauchern ist die Wahrscheinlichkeit, dass sie Schlafstörungen haben, um 50 % höher (Newsom, 2023). Vermeiden Sie den Konsum von Nikotin insgesamt, aber besonders vier Stunden vor dem Schlafengehen.

Leitfaden für schlaffreundliche Ernährung

Zum Essen	Schlaf Vorteile
Kamille	<ul><li>Dieses Kraut ist dafür bekannt, dass es leicht beruhigend wirkt und stressauslösende Hormone reduziert (Gupta, 2010).</li><li>Trinken Sie Kamillentee vor dem Schlafengehen, um die Vorteile dieses wirksamen Naturheilmittels zu spüren (achten Sie nur darauf, dass Sie früher am Abend kleine Mengen davon trinken, um zu vermeiden, dass Sie während der Nacht zum Wasserlassen aufwachen).</li></ul>
Kiwi	<ul><li>Studien zeigen, dass der Verzehr von Kiwi zu einer besseren Schlafqualität beitragen kann (Suni, 2024b).</li><li>Essen Sie Kiwi eine Stunde vor dem Schlafengehen, um die antioxidativen Eigenschaften dieser unscharfen Frucht zu nutzen.</li></ul>
Mageres Eiweiß	<ul><li>Viele Arten von mageren Proteinen enthalten Tryptophan, das für die Bildung von Serotonin und Melatonin im Gehirn wichtig ist (Sheikh, 2023).</li><li>Wählen Sie pflanzliche Proteine wie Hülsenfrüchte oder Tofu für Ihre letzte Mahlzeit des Tages.</li></ul>
Nüsse/Saatgut	<ul><li>Viele Nüsse und Samen sind reich an Magnesium, das die Schläfrigkeit fördert und die kognitiven Funktionen während des Tages reguliert.</li><li>Wählen Sie Nüsse wie Mandeln, Walnüsse und Pistazien (Suni, 2024b).</li></ul>
Blattgemüse	<ul><li>Viele Blattgemüse, wie Grünkohl und Spinat, sind reich an Magnesium.</li><li>Sie enthalten auch Kalzium, das hilft, Stress abzubauen und das Gehirn zu stabilisieren ("Foods", 2020).</li></ul>

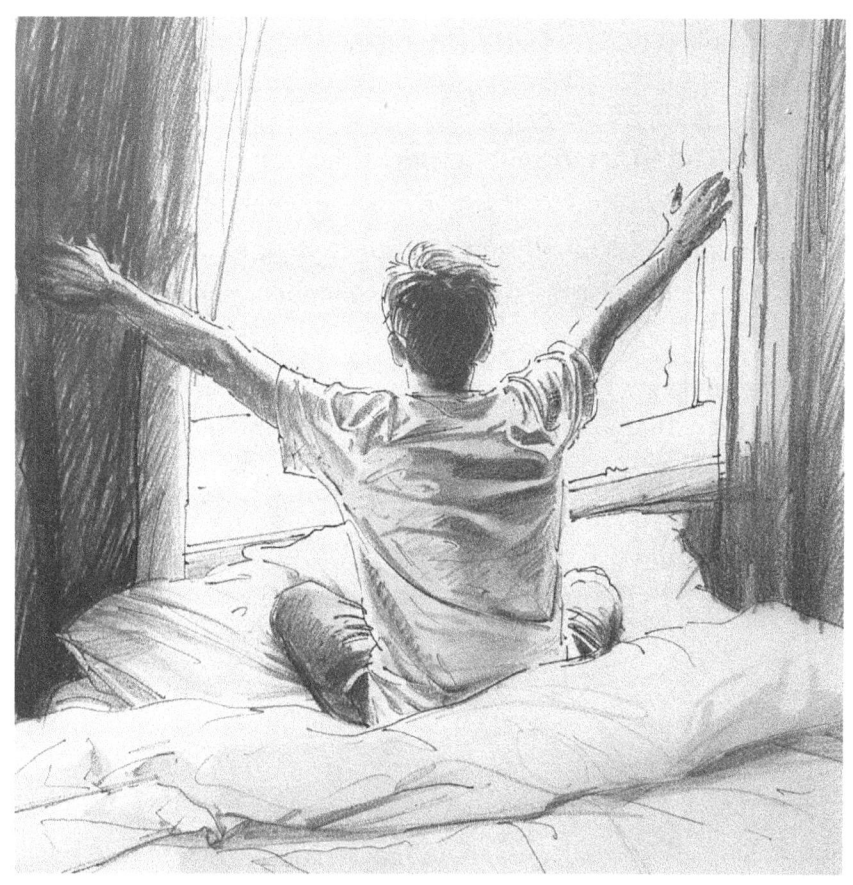

Aufstehen und aufbleiben

Nicht jeder ist ein Morgenmensch! Einigen Untersuchungen zufolge sind sogar nur 15% der Menschen "Morgenmuffel" (Martin, 2023). Aber machen Sie sich keine Sorgen! Es gibt Dinge, die Sie tun können, damit Sie morgens leichter aufwachen und sich ausgeruht und bereit für den kommenden Tag fühlen. Dazu gehören Dinge wie:

1. **Machen Sie Ihren Wecker unzugänglich**, damit Sie tatsächlich aufstehen müssen, um ihn auszuschalten. Wenn Sie Ihr Telefon benutzen, schließen Sie es am anderen Ende des Zimmers an ein Ladegerät an. Noch besser: Stellen Sie es ins Badezimmer, wenn Sie eines haben, das mit Ihrem Schlafzimmer verbunden ist, und lassen Sie die Tür offen, damit Sie es hören. So hat Ihr Gehirn etwas mehr Zeit, sich an das Aufwachen zu gewöhnen, was möglicherweise zu einem logischeren Denken führt und Sie davon abhält, wieder ins Bett zu kriechen!

2. **Starten Sie gut in den Tag**, indem Sie Ihre Kleidung bereitlegen und ein leckeres (zuckerarmes) Frühstück oder einen Kaffee vorbereiten. Wenn Sie den Arbeitsaufwand reduzieren *und* etwas schaffen, auf das Sie sich freuen können, können Sie den Tag positiv beginnen.

3. **Beginnen Sie mit körperlicher Bewegung**. Legen Sie Ihre Schuhe am Vorabend bereit, damit Sie sich auf Ihren Morgenspaziergang freuen können. Legen Sie sich nach dem Training ein

warmes Handtuch oder einen kuscheligen Bademantel bereit, damit Sie eine heiße Dusche genießen können.

4. **Tun Sie etwas, das Ihnen Spaß macht**, bevor Sie sich in die Arbeit oder die Schulaufgaben des Tages stürzen, z.B. einen Roman lesen, in ein Tagebuch schreiben oder etwas Künstlerisches tun, wie z.B. zeichnen. Das kann Ihrem Gehirn helfen, sich langsam darauf einzustellen und einen unbeschwerten Ton zu Beginn des Tages beizubehalten.

Eines oder eine Kombination dieser Dinge kann Ihnen das Aufwachen erleichtern, selbst wenn Sie sich jetzt nicht als Morgenmensch betrachten! Je öfter Sie zu einer bestimmten Zeit aufwachen, desto leichter fällt es Ihnen, sich daran zu gewöhnen. Geben Sie also die Hoffnung nicht auf, wenn Sie sich morgens nicht sofort wach fühlen. Nach ein paar Wochen werden Sie feststellen, dass Sie ganz natürlich zu dieser Zeit aufwachen.

Kapitel 4:

Umweltfaktoren - Schaffen Sie die perfekte Schlafsituation

Nicht nur unser Zeitplan hat Einfluss auf den Schlaf, sondern auch unsere Umgebung - sei es unsere Matratze oder unsere Denkweise.

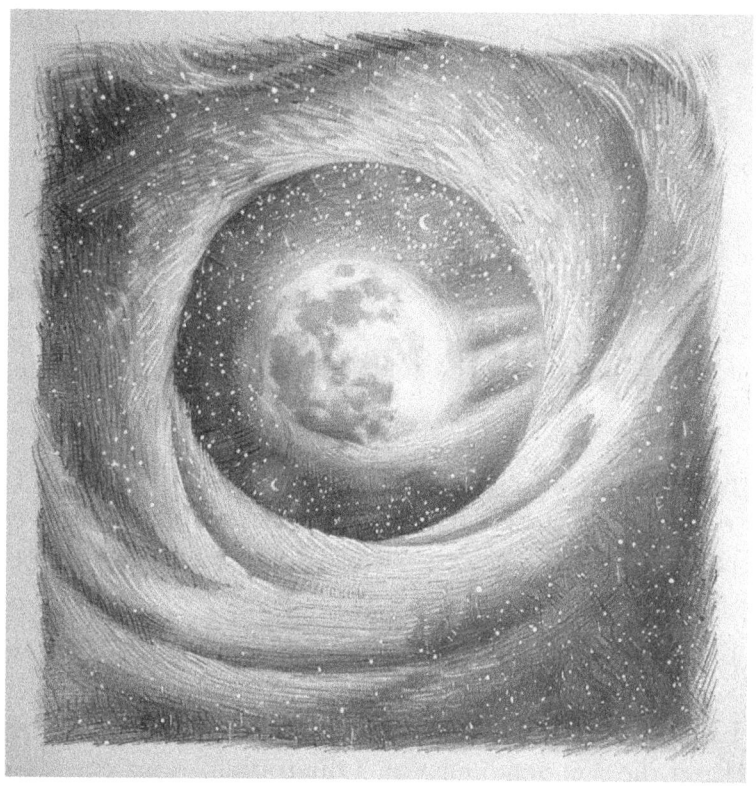

Der Einfluss unserer Umgebung

Es liegt in der menschlichen Natur, dass wir unsere Umgebung wahrnehmen, zumindest auf einer gewissen Ebene. Denken Sie daran, wie Sie bei einem Spaziergang in der Natur eine Schlange bemerken, die Ihren Weg kreuzt. Wir neigen dazu, unserer Umgebung ein gewisses Maß an Energie zu geben, um uns in Sicherheit zu bringen. Das ist ein Überlebenssystem, das von Natur aus in unserem Körper verankert ist.

Aus diesem Grund kann unsere Umgebung manchmal einen großen Einfluss darauf haben, wie wir schlafen. Von der Temperatur bis zur Unordnung - es gibt viele Möglichkeiten, wie unsere Umgebung unseren Schlaf beeinflussen kann.

Wie wirkt sich die Temperatur auf den Schlaf aus?

Im Laufe des Tages passt unser Körper die Temperatur an die Sonneneinstrahlung an, der wir ausgesetzt sind. Einige Stunden vor dem Einschlafen beginnt unsere Körpertemperatur zu sinken und sinkt bis zum Morgen, wenn sie wieder ansteigt. Im Laufe des Tages bleibt die Körpertemperatur in der Regel bei 98,6 °F (oder 37 °C) (Pacheco, 2024c).

Aus diesem Grund ist es hilfreich, in einer kühleren Umgebung zu schlafen, um die Bemühungen des Melatonins zu unterstützen und Ihr Gehirn daran zu erinnern, dass es Zeit zum Schlafen ist. Genauso wie Sie das Licht ausschalten würden, um das Gefühl der Nacht zu simulieren, sollten Sie für den gleichen Effekt kühlere Temperaturen in Ihrem Schlafzimmer verwenden.

Welche Geräusche können mich wach halten?

Jedes Geräusch, das Sie hören, hat das Potenzial, den Tiefschlaf zu stören, selbst wenn es Sie nicht ganz aufweckt. Haben Sie schon einmal versucht, eine schlafende Person nicht zu stören, nur um dann durch ein von Ihnen verursachtes Geräusch wach zu werden? Derjenige hat vielleicht weitergeschlafen, aber er hat das Geräusch trotzdem gehört, und es besteht die Möglichkeit, dass es seinen Schlafzyklus gestört hat.

Nächtliche Lärmbelästigung kann zu einem Anstieg von Adrenalin oder Cortisol führen. Einige Forschungsergebnisse deuten auch darauf hin, dass wir nachts sogar noch empfindlicher auf Lärm reagieren als im Wachzustand. Daher ist es wichtig, besonders darauf zu achten, den Lärm zu reduzieren, um besser schlafen zu können (Summer, 2024d).

Von lauten Nachbarn bis hin zu schlafenden Partnern gibt es vieles, was Sie wach halten könnte. Am besten vermeiden Sie, wenn möglich, jeden Lärm, wenn Sie schlafen. Versuchen Sie zunächst, diese Lärmbelästigung zu beseitigen, und wenn das nicht möglich ist, nutzen Sie Methoden zur Lärmminderung. Das kann die Verwendung von Ohrstöpseln oder eines Geräuschgeräts sein, um andere Geräusche zu übertönen.

Was soll ich im Bett anziehen?

Kleidung beeinflusst den Schlaf, weil sie unsere Temperatur reguliert und für Komfort sorgt. Wählen Sie bei der Auswahl Ihrer Kleidung für das Bett zunächst einen locker sitzenden Schlafanzug. Wenn er zu eng ist oder drückt, kann er Ihren Körper daran hindern, sich vollständig zu entspannen.

Lockere Kleidung ist auch besser, denn sie lässt Ihre Haut atmen und sorgt für eine bessere Regulierung Ihrer Körpertemperatur. Zu dicke und enge Kleidung kann dazu führen, dass Sie sich heiß und eingeengt fühlen.

Wählen Sie auch Kleidung in mehreren Schichten. Anstatt mit einem Sweatshirt und einer Jogginghose ins Bett zu gehen, könnten Sie stattdessen ein leichtes T-Shirt und eine kurze Hose sowie einen Pullover oder eine zusätzliche Decke tragen. Auf diese Weise können Sie, wenn Sie nachts aufwachen und es Ihnen zu heiß ist, einfach eine Schicht auszuziehen, ohne Ihren Schlaf zu stören.

Wirkt sich ein unordentliches Schlafzimmer auf meinen Schlaf aus?

Da wir unsere Umgebung so bewusst wahrnehmen, bedeutet das, dass jede Kleinigkeit in unserer Umgebung das Potenzial hat, unsere Aufmerksamkeit zu erregen. Wenn Sie Schwierigkeiten haben, nachts einzuschlafen, und Stress die Regel ist, könnte das an der Unordnung in Ihrer Umgebung liegen.

Ein unordentlicher Raum kann ein Zeichen dafür sein, dass etwas mit Ihrer allgemeinen geistigen Gesundheit und Ihrem Wohlbefinden nicht stimmt (Carollo, 2024). Es ist wichtig, die Unordnung zu reduzieren und für einen aufgeräumten Raum zu sorgen, damit Sie insgesamt besser schlafen können.

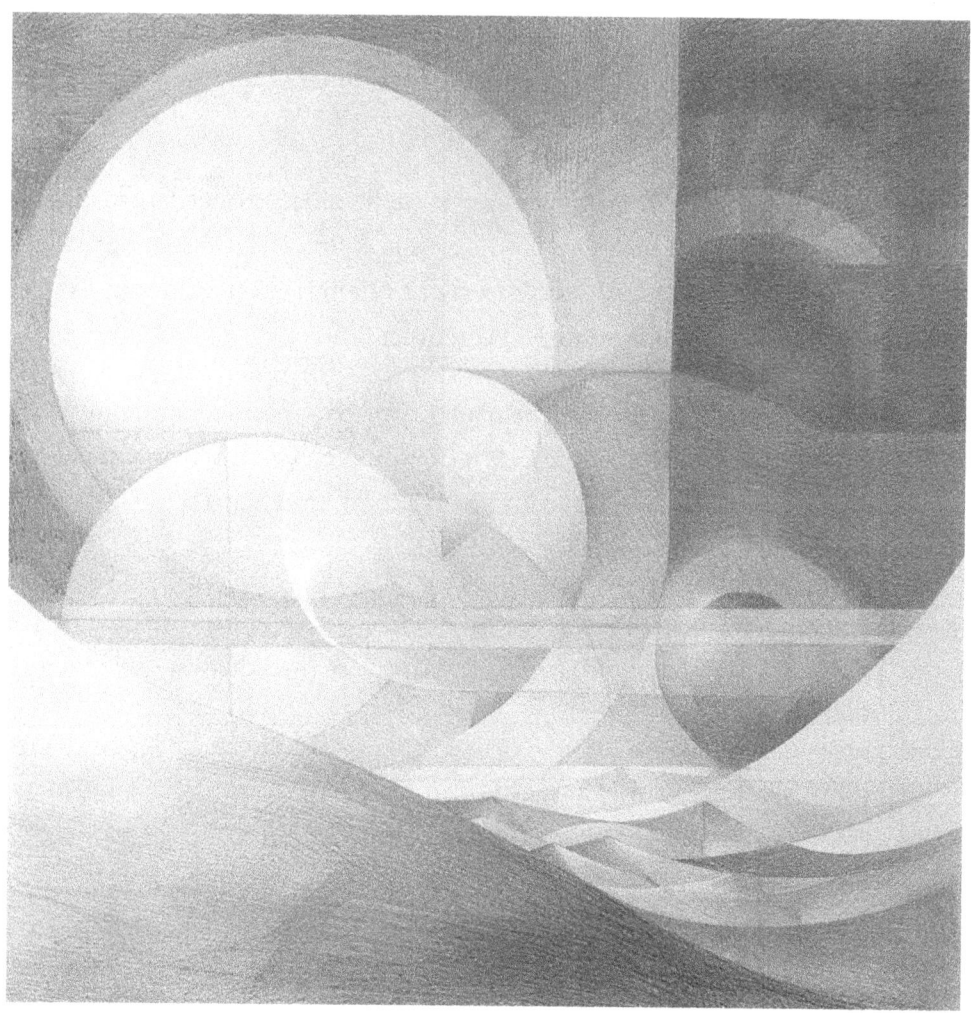

Perfektionieren Sie Ihre Schlafumgebung

Wenn Sie anfangen, Ihre Hormone, Ihre Ernährung und Ihre Routine in den Griff zu bekommen, werden Sie auch Veränderungen bei Ihrem Schlaf feststellen. Aber um die Dinge noch besser zu machen und Beständigkeit zu fördern, ist es auch wichtig, Ihre Schlafumgebung zu perfektionieren.

Entrümpeln für den Schlaf

Im Folgenden finden Sie einige Tipps, die Ihnen dabei helfen, eine harmonische Situation zu schaffen, die es Ihnen ermöglicht, Schlaf und allgemeine Gesundheit in Einklang zu bringen:

- **Machen Sie Ihr Schlafzimmer zu einem schlafspezifischen Raum**: Halten Sie arbeitsbezogene Aktivitäten aus dem Schlafzimmer fern. Dieser Raum sollte nur mit Entspannung verbunden sein. Das bedeutet, dass Sie Ihr Heimbüro oder Ihre Videospielkonsole nach Möglichkeit woanders aufstellen sollten. Sie erinnern Sie an die Arbeit oder an Stressfaktoren, was es schwierig machen könnte, die Wachsamkeit in der Nacht zu reduzieren.

- **Verstecken Sie Unordnung**: Auch wenn Sie nicht alles loswerden können oder es länger dauern wird, Ihren Raum aufzuräumen, sollten Sie zumindest damit beginnen, alles aus dem Schlafzimmer zu entfernen. Wenn Sie sie nicht mehr sehen können, ist es einfacher, die Auswirkungen auf Ihr Einschlafverhalten zu reduzieren.

- **Entfernen Sie Oberflächen, die Unordnung fördern**: Wenn Sie einen großen Beistelltisch oder Stuhl in der Ecke haben, sammeln sich dort vielleicht Unordnung oder zusätzliche Kleidung. Entfernen Sie alles, was überflüssig erscheint, und achten Sie auf eine minimalistische Ästhetik, um Ihren Schlafplatz zu verbessern.

- **Verwenden Sie einen Vorleger für harte Böden und dicke Vorhänge für die Fenster**: Diese sorgen für ein Gefühl von Wärme und Komfort und dienen gleichzeitig als zusätzliche Schallschutzmaßnahmen.

- **Stellen Sie einen Mülleimer in Ihr Schlafzimmer**: Auf diese Weise können Sie zusätzliche Unordnung leicht beseitigen, ohne das Schlafzimmer vollständig verlassen zu müssen. So können Sie jeden Abend vor dem Schlafengehen schnell aufräumen.

- **Wählen Sie warme Farben und monochromatische Themen**: Heben Sie sich aufregende Dekoration für den Außenbereich des Schlafzimmers auf und halten Sie die Dinge in Ihrem

Schlafbereich kühl und gesammelt. Wählen Sie Hellbraun-, Braun-, Orange- und Gelbtöne, um Ihren Raum wohnlich und nicht zu anregend zu gestalten.

- **Vermeiden Sie dekorative Elemente**: Dinge wie Schmuck auf dem Nachttisch oder dekorative Stücke im ganzen Schlafzimmer nehmen Platz weg und tragen zu einem Gefühl der Unordnung bei. Weniger ist mehr im Schlafzimmer, um Schlaf und Entspannung zu fördern.

Ideale Schlafbedingungen

Im Folgenden finden Sie eine Kurzanleitung, die Ihnen hilft, die besten Schlafsituationen für eine bessere Erholung zu finden.

Element Umwelt	Ideale Situation	Tipps	Alternativen
Temperatur	- 65-68 °F (18-20 °C) (Pacheco, 2024c).	- Benutzen Sie einen Ventilator, um den Raum kühl zu halten und gleichzeitig als Klangmaschine zu fungieren. - Stellen Sie Ihr Thermostat so ein, dass die Temperatur nachts automatisch gesenkt und morgens erhöht wird.	- Nehmen Sie nachts eine kühle Dusche, damit Ihre Körpertemperatur sinkt, besonders im Sommer.

Licht	• Völlige Dunkelheit.	• Verwenden Sie eine Augenmaske, um natürliches und künstliches Licht abzuschirmen. • Verwenden Sie Verdunkelungsvorhänge im Schlafzimmer, damit kein Licht eindringen kann.	• Verwenden Sie ein zeitgesteuertes Nachtlicht, wenn es Ihnen schwer fällt, im Dunkeln einzuschlafen. Auf diese Weise schaltet es sich eine Weile nach dem Einschlafen aus.
Ton	• Überhaupt kein Ton.	• Verwenden Sie Ohrstöpsel, um die Geräusche von draußen oder von Ihren Partnern zu reduzieren. • Investieren Sie in Schallschutzpaneele, um den Lärm von unten, oben und den Nachbarn zu reduzieren, der Sie die ganze Nacht über wach hält.	• Wenn Sie finden, dass Ohrstöpsel es schwierig machen, bequem zu schlafen oder Ihren Wecker zu benutzen, sollten Sie die Verwendung eines Geräuschgeräts in Betracht ziehen. • Wählen Sie natürliche Geräusche wie fließendes Wasser oder Regen, um alles zu vermeiden, was Sie aufmerksam machen könnte.

Komfort	• Die ideale Schlafposition ist auf der Seite oder auf dem Rücken (Suni, 2024a).	• Ob Sie eine feste oder eine weiche Matratze bevorzugen, hängt von Ihrem Körper und Ihren Vorlieben ab, wie z.B. Ihrem Gewicht, Ihrer Größe und Ihrer Schlafposition. Wählen Sie eine stützende, ebene Matratze mit einem mäßig dicken Kopfkissen.	• Verwenden Sie ein Kniekissen für einen bequemeren Schlaf. Dies kann Ihre Hüften entlasten, wenn Sie ein Seitenschläfer sind.

Bildschirm Entgiftung

Das moderne Leben hat einen großen Einfluss auf unsere Schlafgesundheit. Einer der größten Faktoren, der Sie nachts wach hält, ist wahrscheinlich die Technologie. Technologie ist nicht nur schlecht, und viele Menschen brauchen sie für ihre Arbeit. Die übermäßige Nutzung sozialer Medien kann jedoch Auswirkungen auf unsere Gesundheit haben.

Eine Umfrage ergab, dass über 90% der Smartphone-Nutzer ihr Gerät vor dem Schlafengehen benutzen (Alshobaili, 2019). Dies ist ein weit verbreitetes Problem, das viele Menschen davon abhält, die nötige Ruhe zu finden. Im Folgenden finden Sie einige Tipps, die Ihnen dabei helfen, den Bildschirm zu entgiften:

- Wählen Sie einen Tag in der Woche aus, an dem Sie **Ihr Telefon komplett abschalten**. Nehmen Sie nur Notrufe entgegen und ignorieren Sie alle SMS, Benachrichtigungen und E-Mails. Nutzen Sie Aktivitäten außerhalb des Bildschirms, um sich an den Verzicht auf Ihr Telefon zu gewöhnen, und schreiben Sie auf, wie Sie sich im Laufe des Tages fühlen, um sich Ihrer Empfindungen bewusst zu bleiben.

- Stellen Sie eine Regel auf, die besagt, dass **Ihr Telefon nicht ins Schlafzimmer gehört**. Investieren Sie in einen Wecker, der Sie morgens statt Ihres Telefons weckt. Planen Sie etwa eine Stunde vor dem Schlafengehen ein, um sich in den sozialen Medien zu informieren, damit Sie später dem Drang widerstehen können.

- **Legen Sie Zeitlimits für verschiedene Apps fest**, um eine übermäßige Nutzung zu verhindern, und überlegen Sie, ob Sie Ihr Telefon nicht auf Schwarz-Weiß umstellen, um es weniger aufregend zu machen. Unsere Telefone bieten sofortige Befriedigung, so dass alles, was wir tun, um ihre Anziehungskraft zu verringern, hilfreich ist, um Impulsivität und übermäßige Nutzung zu reduzieren.

Kapitel 5:

Erholung fördern - ganzheitliche Ansätze für langfristige Gesundheit

Wenn wir nicht schlafen können, ist die Versuchung groß, zu extrastarken, stark koffeinhaltigen Getränken zu greifen, um sich wach zu halten. Aber anstatt sich auf kurzfristige Lösungen zu verlassen, sollten Sie ganzheitliche Ansätze für eine bessere Gesundheit wählen.

Es gibt keine schnelle Lösung, um besser zu schlafen. Stattdessen sollten Sie sich darauf konzentrieren, mit der Zeit kleine Gewohnheiten einzuführen, die zu einer insgesamt besseren Routine beitragen.

Natürliche Heilmittel und ganzheitliche Ansätze sind immer ein erster Vorschlag, um den Schlaf zu verbessern, da sie zugänglich und wahrscheinlich risikofrei sind und mit den natürlichen Prozessen Ihres Körpers zusammenarbeiten, um eine Verbesserung zu erreichen. Im Folgenden finden Sie zwei Kategorien: Hilfsmittel für einen erholsamen Schlaf und Entspannungsstrategien.

Hilfsmittel für einen erholsamen Schlaf kosten vielleicht etwas mehr Geld, aber sie müssen nicht unbedingt teuer sein. Dies sind Hilfsmittel, die Sie Ihrem Werkzeugkasten zur Verbesserung Ihrer Schlafgesundheit hinzufügen können. Bei der zweiten Kategorie, den Entspannungsstrategien, handelt es sich zumeist um kostenlose Vorschläge, die jedoch sehr wertvoll sind, da sie Ihre Schlafroutine unterstützen können. Probieren Sie jede einzelne aus, um zu sehen, ob sie etwas bewirkt, und entwickeln Sie eine Strategie, die für Ihre persönlichen Bedürfnisse geeignet ist.

Diese Ergänzungen Ihrer Schlafroutine sind keine Garantie für eine Verbesserung, aber sie sind Ansätze, die sich positiv auf Ihre allgemeine Gesundheit auswirken können. Experimentieren Sie mit einem oder zwei pro Woche, um Ihre Routine im Laufe der Zeit zu verbessern.

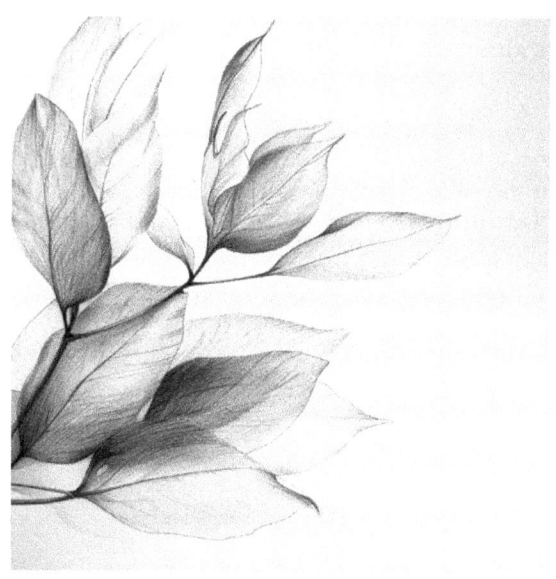

Tools für mehr Gelassenheit

Im Folgenden finden Sie einige erholsame Maßnahmen, die Sie in Ihre tägliche oder wöchentliche Routine aufnehmen sollten. Es mag länger dauern, bis sie sich positiv auswirken, aber mit Geduld und Hingabe werden sie sicher zu einer soliden Routine.

Tees

Kräutertee ist eine gute Möglichkeit, mehr natürliche Heilmittel in Ihre Routine einzubauen. Warmer Tee gibt Ihnen ein Gefühl von Frieden und Ruhe, wenn Sie abends zur Ruhe kommen. Trinken Sie Tee, wenn Sie abends ein Tagebuch schreiben oder sich draußen im Mondschein entspannen. Die besten Tees für einen gesunden Schlaf sind:

- Lavendel
- Kamille
- Minze

Ätherische Öle

Bestimmte ätherische Öle können Verbindungen enthalten, die die Ruhe fördern und die Schlafgesundheit verbessern können. Probieren Sie einige der unten aufgeführten Öle aus, die einen besseren Schlaf fördern (Wong, 2023):

- Bergamotte

- Zedernholz

- Lavendel

Ätherische Öle können in ein warmes Bad gegeben oder in einem Luftzerstäuber zur Aromatherapie verwendet werden. Einige, sofern sie unbedenklich sind, können Sie auch auf Ihre Haut tupfen oder einer Körperlotion hinzufügen, um mehr Ruhe zu finden.

Ergänzungen

Die Einnahme eines bestimmten Vitamins, Mineralstoffs oder eines anderen Nahrungsergänzungsmittels in Pillenform ist eine einfache und leicht zugängliche Methode, um Ihrem Körper diese gewünschte Chemikalie auf einer konstanten Basis zuzuführen. Die besten Nahrungsergänzungsmittel für einen gesunden Schlaf sind:

- Magnesium
- Melatonin
- L-Theanin

Sprechen Sie unbedingt mit Ihrem Arzt, wenn Sie andere Medikamente einnehmen oder wenn bei Ihnen eine Erkrankung diagnostiziert wurde, die Wechselwirkungen mit verschiedenen Nahrungsergänzungsmitteln haben könnte.

Beschwerte Decke

Eine beschwerte Decke ist wie eine normale Decke, aber sie ist oft mit Gewichten gefüllt, um mehr Druck zu erzeugen. Sie können eine beschwerte Decke selbst herstellen, indem Sie eine der vielen kostenlosen Anleitungen im Internet befolgen, oder Sie können eine Decke für Ihr Bett kaufen.

Eine beschwerte Decke übt Druck auf Ihren Körper aus, was Ihnen ein Gefühl von Komfort vermitteln kann. Wenn Sie sich wohl fühlen und entspannt sind, ist die Wahrscheinlichkeit geringer, dass Sie Ihre Muskeln anspannen, so dass Sie zufriedener sind und sich besser erholen können.

Mundschutz

Wenn Sie feststellen, dass Sie nachts mit den Zähnen knirschen, ist ein Mundschutz eine großartige Ergänzung für alle, die besser schlafen möchten. Dadurch wird verhindert, dass sich Ihr Kiefer so stark anspannt, was wiederum Kiefer- und Zahnschmerzen lindert. Erkundigen Sie sich bei Ihrem Zahnarzt, ob er Ihnen einen speziellen Mundschutz empfiehlt.

Regelmäßige Massagen

Regelmäßige Massagen helfen, Ihren Körper zu entspannen und Verspannungen zu lösen, die Sie möglicherweise festhalten. Dadurch fühlen Sie sich besser und die Serotoninproduktion wird angeregt, was die Melatoninausschüttung fördern kann. Sie können zu Hause in ein Massagegerät für den persönlichen Gebrauch investieren oder sich für noch mehr Entspannung eine professionelle Massage leisten.

Entspannungs-Strategien

Besserer Schlaf muss nicht teuer sein! Weitere Methoden zur Verbesserung des Schlafs finden Sie in den folgenden Strategien.

Heiße Bäder

Bäder bieten, ähnlich wie Massagen, Entspannung für den ganzen Körper. Die warme Temperatur mag zunächst kontraintuitiv erscheinen, da Ihre Körpertemperatur in der Nacht sinkt, aber wenn Sie das Bad verlassen, werden Sie feststellen, dass Sie von einem Kälteschub überwältigt werden! Die Kombination aus Entspannung und Temperaturabfall sorgt für Schläfrigkeit. Fügen Sie ätherische Öle hinzu und trinken Sie Kräutertee, um Ihr Bad aufzuwerten, und erwägen Sie die Verwendung einer beschwerten Decke nach dem Bad. Wie Sie sehen können, gibt es viele Möglichkeiten, verschiedene Strategien und Hilfsmittel für einen besseren Schlaf zu kombinieren.

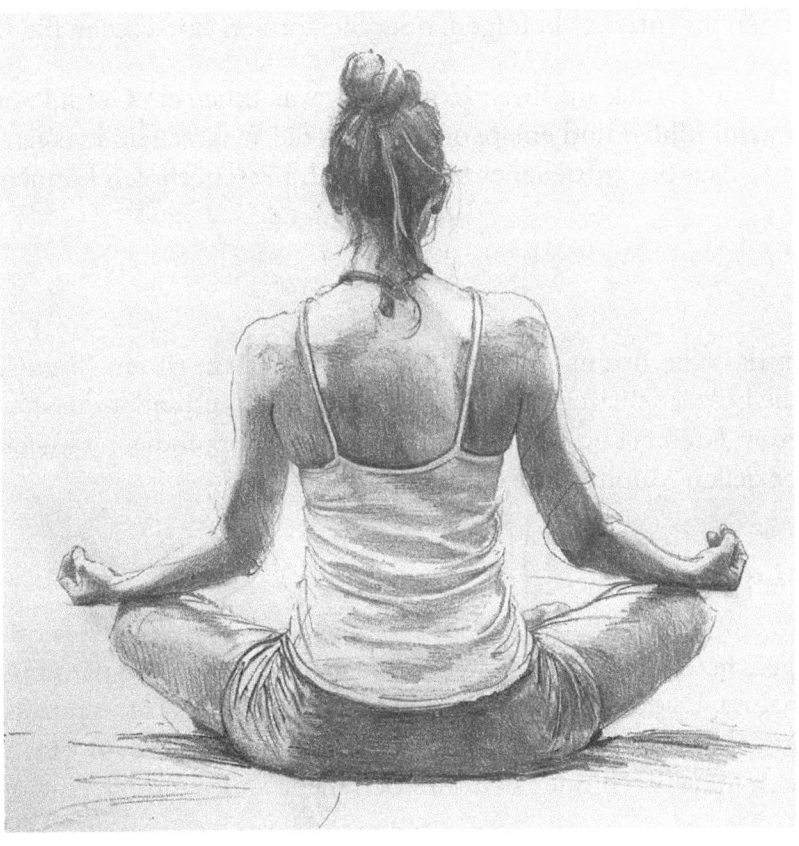

Atemarbeit

Viele Menschen befinden sich im Kampf-oder-Flucht-Modus. Dies bezieht sich auf die Stressreaktion, die durch eine Fülle von Stressfaktoren im Laufe des Tages ausgelöst wird. Wenn Sie sich im Kampf-

oder-Flucht-Modus befinden, wird möglicherweise Cortisol ausgeschüttet, was Ihre Schlafhormone durcheinander bringen kann.

Atemarbeit ist ein Prozess, bei dem Sie langsam und gleichmäßig tief ein- und ausatmen, um das parasympathische Nervensystem zu aktivieren. Wenn Sie dies nachts und morgens tun, reguliert das Ihren Körper und hilft Ihnen, aus dem Kampf/Flucht-Modus herauszukommen und Stress besser zu bewältigen. Um tiefes Atmen zu üben, befolgen Sie die folgenden Schritte:

1. Vergewissern Sie sich, dass Sie in einer bequemen Position sind. Entspannen Sie Ihre Schultern, Ihren Kiefer und Ihren Unterleib.

2. Atmen Sie tief durch Ihre Nase ein. Beschleunigen Sie den Atem nicht, aber machen Sie ihn auch nicht so langsam, dass Sie spüren, wie sich Ihre Lunge anspannt.

3. Halten Sie diese Position einen Moment lang und atmen Sie dann langsam aus. Spüren Sie, wie sich Ihr Bauch mit jedem Atemzug hebt und senkt.

4. Üben Sie dieses Muster des Einatmens und Ausatmens weiter.

5. Beginnen Sie mit fünfminütigen Sitzungen und versuchen Sie, dies täglich zu praktizieren, indem Sie jedes Mal ein paar Minuten länger bleiben. Dehnen Sie die Ausatmung langsam aus, so dass sie länger wird als die Einatmung, damit der Atem nach der Ausatmung auf natürliche Weise für einige Zählzeiten pausieren kann, bevor Sie den Zyklus wiederholen. Dies ist hilfreich, um Überatmung zu vermeiden.

Atemarbeit wird besser durch zusätzliche Methoden der geistigen Entspannung ergänzt, wie Schlafmeditation, progressive Muskelentspannung und Achtsamkeit. Wenn Sie weitere Methoden der Achtsamkeit und Schlafmeditation kennenlernen möchten, lesen Sie weitere Bücher im Anhang!

Yoga Nidra

Diese Entspannungstechnik, die auch als yogischer Schlaf bezeichnet wird, hilft Ihnen beim Übergang vom Wachzustand zum Schlaf. Sie eignet sich hervorragend für ein Nickerchen oder wenn Sie abends ins Bett gehen. Um Yoga Nidra zu praktizieren, befolgen Sie die folgenden Schritte:

1. Legen Sie sich mit geschlossenen Augen und hochgelegten Füßen hin. Wenn Sie sich nicht hinlegen können, lehnen Sie sich mit geschlossenen Augen in Ihrem Bürostuhl zurück.

2. Stellen Sie einen 30-Minuten-Alarm ein, um sicherzustellen, dass Sie aufwachen.

3. Nutzen Sie die Atemarbeit, um Ihr Körperbewusstsein zu stärken.

4. Überlegen Sie sich eine Absicht oder einen Visualisierungspunkt, der Ihnen hilft, Ihre Gedanken auf Entspannung zu richten.

5. Reisen Sie durch Ihren Körper und konzentrieren Sie sich dabei auf verschiedene Teile, einen nach dem anderen.

6. Achten Sie auf alle Empfindungen, die Sie haben, und regulieren Sie weiterhin Ihren Atem.

7. Wenn sich Ihre Atmung zu verändern beginnt, richten Sie Ihre Aufmerksamkeit wieder auf sich selbst und nehmen Sie wahr, wie sich die verschiedenen Teile Ihres Körpers dabei anfühlen.

Für eine geführte Meditation und eine spezielle Yoga Nidra-Praxis sehen Sie sich die zusätzlichen Schlafressourcen am Ende des Buches an!

Napping als Schlafergänzung

Ist ein Nickerchen gut für Sie? Ist ein Nickerchen schädlich für den Schlaf? Auf diese Frage gibt es keine eindeutige Antwort, weder ja noch nein. Wichtig ist, dass Sie wissen, wie Sie die richtige Länge eines Nickerchens in Ihre Routine einbauen können, wenn eine Ergänzung notwendig ist. Im Folgenden finden Sie einige Tipps für Nickerchen von der Sleep Foundation (Sommer, 2024c):

- Die ideale Länge für ein Nickerchen liegt zwischen 20 und 30 Minuten. Alles, was länger dauert, könnte Sie in einen tieferen Schlaf versetzen, der eine längere Zeitspanne erfordert. Wenn Sie mitten in diesem Tiefschlaf aufwachen, können Sie sich noch schläfriger fühlen, als Sie es vor Beginn des Nickerchens waren.

- Vermeiden Sie ein Nickerchen innerhalb von acht Stunden vor dem Schlafengehen. Eine gute Faustregel ist, dass Sie den Mittagsschlaf zur gleichen Zeit wie das Koffein absetzen sollten. Ein Nickerchen nach dem Mittagessen ist ein guter Zeitpunkt, um die durch Ihren zirkadianen Rhythmus bedingte Nachmittagsschläfrigkeit auszunutzen.

- Machen Sie ein Nickerchen in Ihrem Schlafzimmer, wenn Sie können, um sicherzustellen, dass Sie eine konstante Schlafumgebung haben. Wenn Sie an Ihrem Schreibtisch oder Arbeitsplatz ein Nickerchen machen, trainieren Sie Ihr Gehirn möglicherweise darauf, in diesem Bereich schläfriger zu werden. Arbeit und Schlaf sollten getrennt werden, um das Gehirn nicht zu verwirren.

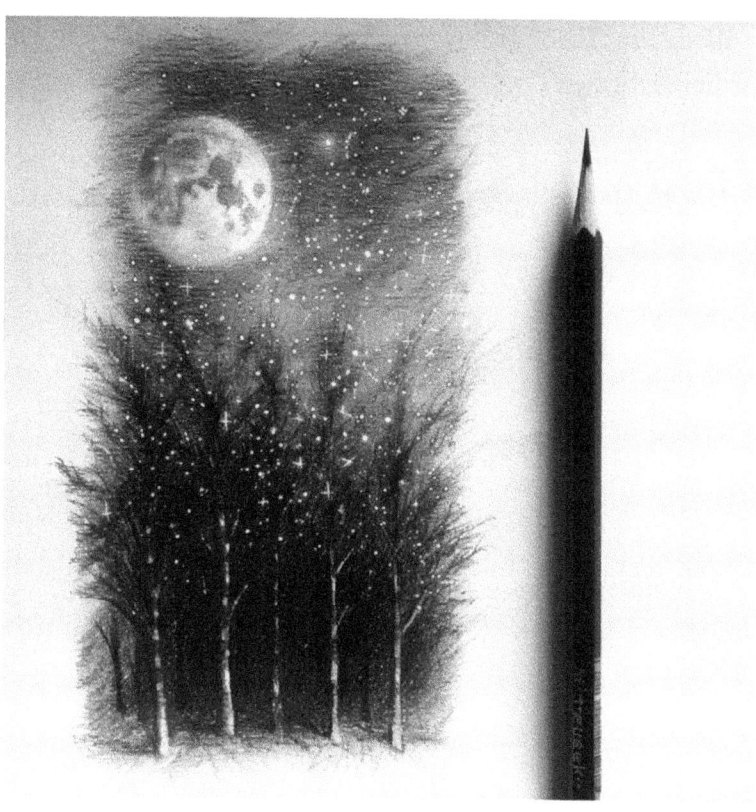

Traum-Journaling

Ganz gleich, ob Sie unter nächtlichen Schrecken oder lebhaften Träumen leiden, die Ihren Schlaf stören, das Führen eines Traumtagebuchs kann Ihnen helfen, besser zu verstehen, was nachts in Ihrem Kopf vorgeht. Träume können störend sein, vor allem, wenn sie Sie zum Aufwachen bringen. Einige nächtliche Angstzustände können auf eine Störung des REM-Schlafs zurückzuführen sein. Daher sollten Sie einen Arzt oder Schlafspezialisten aufsuchen, wenn dieses Problem wiederholt auftritt.

Sie können aber auch feststellen, dass Sie einige Ihrer Träume genießen und es schwierig finden, aufzuwachen oder aus der Traumwelt in die reale Welt zu wechseln. Jeder Mensch träumt, auch wenn Sie sich nicht unbedingt daran erinnern können, was diese Träume waren. Unabhängig davon, in welcher Situation Sie sich befinden, finden Sie im Folgenden einige Tipps, die Ihnen helfen, Ihre Träume zu verfolgen und häufiger ein Tagebuch zu führen:

- Legen Sie ein Tagebuch neben Ihr Bett und halten Sie einen Stift bereit, damit Sie Ihre Träume gleich nach dem Aufwachen notieren können. Alternativ können Sie auch eine App auf Ihrem Telefon oder Ihre Notizen-App verwenden, um Ihre Träume sofort aufzuschreiben. Auf diese Weise haben Sie sie auch alle an einem Ort. Schalten Sie Ihr Telefon in den Flugmodus, damit Sie nicht in die Versuchung kommen, gleich am Morgen die sozialen Medien zu checken.

- Eine andere Methode der Traumaufzeichnung, die Sie in Betracht ziehen sollten, ist eine Diktier-App, mit der Sie Sprachnotizen Ihrer Träume aufnehmen können. Es kann schneller und einfacher sein, über Ihre Träume zu sprechen, und Sie werden feststellen, dass Sie bei der Aufnahme mehr herausfinden.

- Konzentrieren Sie sich zunächst auf die Symbole. Was haben Sie gesehen? An welchem Ort befanden Sie sich? Schreiben Sie dann Ihre Handlungen auf - was haben Sie getan? Wie Sie sich gefühlt haben. Markieren Sie Symbole oder Orte, die Ihnen in Ihren Träumen häufig vorkommen.

- Interpretieren Sie Ihren Traum mit Hilfe eines Traumwörterbuchs, um die Symbole zu entschlüsseln. Was bedeuten sie für Sie und wie könnte sich dies auf Ihr allgemeines Stressniveau auswirken? Dies wird Ihnen helfen, Ihre emotionalen Zustände im Laufe des Tages zu reduzieren und zu bewältigen.

Kapitel 6:

Bonuskapitel-Schlaf für besondere Umstände

Dieses letzte Kapitel dient als "Bonus"-Kapitel, das Ihnen Tipps für verschiedene besondere Umstände gibt. Jeder Abschnitt enthält eine Kurzanleitung, in der erklärt wird, wie sich die jeweilige Situation auf die Schlafgesundheit auswirkt, sowie eine Liste mit Tipps, wie Sie die Situation anschließend verbessern können. Schauen Sie sich jede Kategorie an, um wichtige Informationen zum Thema Schlaf zu erhalten, oder wenden Sie spezifische Strategien an, um verschiedene Situationen zu behandeln, mit denen Sie möglicherweise zu tun haben.

Schlaf für Kinder und Teenager

Warum dies den Schlaf beeinträchtigt

- **Kinder**: Schlaf ist ein erholsamer Prozess für alle Altersgruppen, aber für Kinder ist diese Zeit in der Nacht besonders wichtig, da sich ihr Geist noch entwickelt. Kinder haben vielleicht Angst, allein oder im Dunkeln zu schlafen, was ihren Schlaf noch mehr stört.

- **Teenager**: Teenager haben oft mit Schulstress und einem vollen Terminkalender zu kämpfen, was sich auf ihren Schlaf auswirken kann. Außerdem kann der übermäßige Zugang zu sozialen Medien und Smartphones dazu führen, dass sie länger aufbleiben, als sie sollten. Einige Forschungsergebnisse deuten auch darauf hin, dass sich die biologische Uhr von Teenagern verschiebt und dass Teenager während der Pubertät "eine natürliche Tendenz haben, später einzuschlafen und später aufzuwachen" ("Sleep Needs", 2000).

- **Junge Familien**: Wer eine junge und vielbeschäftigte Familie hat, hat wahrscheinlich viele Verpflichtungen und unterschiedliche Routineanforderungen. Es könnte schwierig sein, die Schlafroutine aufrechtzuerhalten, da jeder einen anderen Zeitplan hat.

Spezifische Tipps für den Schlaf

- Sorgen Sie dafür, dass Kleinkinder täglich 11 bis 14 Stunden Schlaf bekommen. Kinder im Alter von 4 bis 5 Jahren sollten 10 bis 13 Stunden pro Tag schlafen, und 6- bis 12-Jährige sollten 9 bis 12 Stunden täglich schlafen. Teenager sollten 8 bis 10 Stunden Schlaf pro Nacht bekommen (Suni, 2024d).

- Alle zuvor erwähnten Tipps zur Schaffung strukturierter Routinen und einer perfekten Schlafumgebung gelten für Menschen jeden Alters. Eine Möglichkeit, dies zu erleichtern, besteht darin, eine abendliche Routine zu schaffen. Vielleicht können Sie sich abwechselnd einen entspannenden, familienfreundlichen Film aussuchen, während alle einen beruhigenden Tee trinken. Sie können die Kinder ins Bett bringen und ihnen eine lustige Gute-Nacht-Geschichte vorlesen, die sie sich selbst aussuchen dürfen.

- Investieren Sie in ein lustiges Nachtlicht, damit sich die Kinder in ihrem Zimmer sicher und wohl fühlen. Sie können auch eine sanftere Beleuchtung im Badezimmer in Erwägung ziehen, damit sie besser einschlafen können. Achten Sie nur darauf, dass es nicht zu dunkel ist! Die Kombination aus Wärme und weicher Beleuchtung wird dazu beitragen, dass die Kinder besser einschlafen.

- Lassen Sie Teenager ihre Geräte abends den Eltern übergeben, um sicherzustellen, dass sie nicht zu spät aufstehen. Das Festlegen von Regeln und Grenzen im Umgang mit der Technologie wird ihnen helfen, bis ins Erwachsenenalter eine bessere Beziehung zu ihr zu entwickeln.

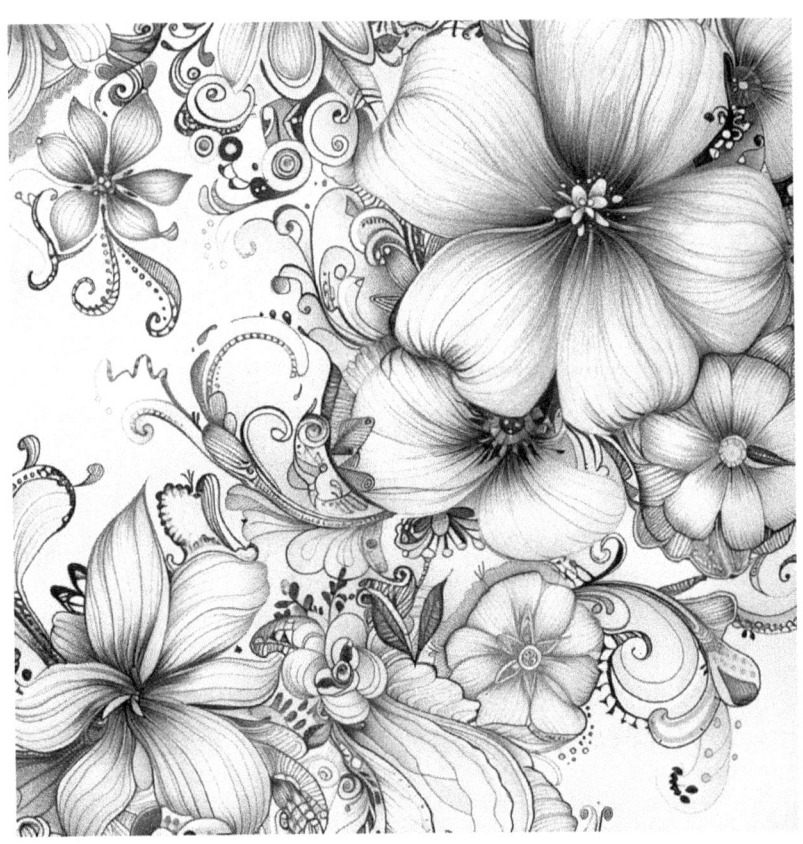

Schlaf für die Gesundheit von Frauen

Warum dies den Schlaf beeinträchtigt

- **Menstruation**: Aufgrund der hormonellen Veränderungen kann der Schlaf während der Menstruation beeinträchtigt werden. Störende Begleiterscheinungen der Periode, wie Krämpfe und Stimmungsschwankungen, können Ihren Schlaf während dieser Zeit ebenfalls beeinflussen.

- **Die Schwangerschaft**: Eine Schwangerschaft kann zu Unwohlsein, Sodbrennen und häufigem Wasserlassen führen, alles Dinge, die den Schlaf stören können.

- **Menopause**: Die Menopause kann zu Hitzewallungen und Schlaflosigkeit führen, beides häufige Begleiterscheinungen dieser Zeit im Leben einer Frau.

Spezifische Tipps für den Schlaf

- Schaffen Sie in dieser Zeit eine angenehmere Umgebung und verwenden Sie Dinge wie Heizkissen oder Decken, um Schmerzen oder Unbehagen zu lindern.

- Wenn Ihnen in der Nacht heiß ist oder Sie Durst haben, lutschen Sie an Eiswürfeln. Bewahren Sie einen kleinen Becher im Gefrierschrank auf, um sich bei Bedarf darauf vorzubereiten. Das ist eine bessere Alternative als Wasser zu schlürfen, denn das kann dazu führen, dass Sie die ganze Nacht über häufig urinieren müssen.

- Erhöhen Sie Ihren Kopf während der Schwangerschaft, wenn Sie nachts unter Sodbrennen leiden. Bewegen Sie sich tagsüber, um Wechseljahrsbeschwerden oder Menstruationskrämpfe zu lindern.

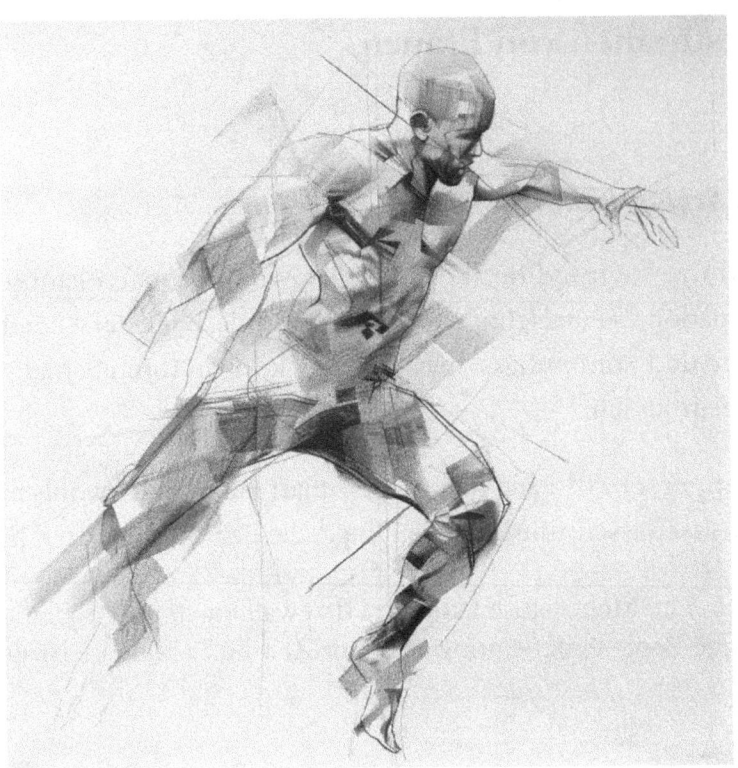

Schlaf für Athleten

Warum dies den Schlaf beeinträchtigt

Sportler benötigen mehr Energie, um Spitzenleistungen zu erbringen. Training und Spiele können es schwierig machen, einen gleichmäßigen Schlafplan aufzustellen.

Spezifische Tipps für den Schlaf

- Aufwärmübungen sind ein wichtiger Bestandteil Ihrer Routine, da sie die Leistung verbessern und Sie auf die bevorstehenden sportlichen Ereignisse vorbereiten. Führen Sie sie täglich durch, auch an Tagen, an denen Sie nicht trainieren, um den Körper zu regulieren.

- Gönnen Sie Ihrem Geist und Ihren Muskeln nach dem Auftritt Zeit, sich zu entspannen. Nehmen Sie warme Bäder und machen Sie entspannende Aktivitäten, wie Lesen oder Fernsehen, während Sie sich erholen.

- Essen Sie Lebensmittel, die reich an gesunden Kohlenhydraten sind, um Energie zu gewinnen, und konzentrieren Sie sich auf magere Proteine, die die Energie während der Leistung erhalten.

- Machen Sie Nickerchen, um die Energie an Tagen mit hoher Leistung zu ergänzen.

Schlaf für nicht-traditionelle Zeitpläne

Warum dies den Schlaf beeinträchtigt

Menschen mit unvorhersehbaren Arbeitszeiten, die in der zweiten oder dritten Schicht arbeiten oder häufig reisen, haben möglicherweise mit Jetlag und arbeitsbedingter Lethargie zu kämpfen.

Spezifische Tipps für den Schlaf

- Investieren Sie in Hilfsmittel, die Ihrem Körper helfen, sich an einen normalen zirkadianen Rhythmus anzupassen. Verwenden Sie zum Beispiel Verdunkelungsvorhänge und Augenmasken, um die Dunkelheit herbeizuführen, auch wenn Sie tagsüber schlafen müssen.

- Schaffen Sie einen einheitlichen Zeitplan mit Partnern und Mitbewohnern, die bei der Hausarbeit und der Betreuung der Kinder helfen könnten. Selbst wenn die Zeitpläne unvorhersehbar sind, kann es für die Aufrechterhaltung einer Routine von Vorteil sein, wenn Sie die Dinge in demselben Zeitrahmen erledigen.

- Wenn es um Jetlag geht, sollten Sie versuchen, sich vor der Reise langsam und schrittweise umzustellen. Auch wenn Sie nicht in der Lage sind, Ihre Routine komplett umzustellen, können kleine Änderungen Sie darauf vorbereiten, die Auswirkungen des Jetlags weniger stark zu spüren. Treiben Sie am ersten Morgen in der neuen Zeitzone Sport, um Ihren Körper zu regulieren und sich nach der Reise erfrischt zu fühlen.

- Verwenden Sie in Zeiten der Veränderung Nahrungsergänzungsmittel, um Ihren Körper bei der Anpassung zu unterstützen, zusätzlich zu den anderen in Kapitel 5 genannten Hilfsmitteln.

Schlaf für Menschen über 60

Warum dies den Schlaf beeinträchtigt

Diejenigen, die über 60 sind, stellen möglicherweise fest, dass ihr Tagesablauf stärker unterbrochen wird, was zu Schlafstörungen führt. Aufgrund der geringeren Aktivität im höheren Alter aufgrund des Ruhestands oder der geringeren Verantwortung (z. B. bei der Betreuung von Kindern) haben Menschen über 60 möglicherweise mehr Energie bis spät in die Nacht.

Spezifische Tipps für den Schlaf

- Vermeiden Sie Nickerchen während des Tages. Füllen Sie Ihren Tag stattdessen mit geistig anregenden und energiereichen Aktivitäten, die die spätere Erholung fördern.

- Streben Sie mindestens sieben und bis zu neun Stunden Schlaf pro Nacht an ("A Good Night's Sleep," n.d.)

- Eine hilfreiche Technik für diejenigen, die versuchen, nachts einzuschlafen, ist es, von 1 bis 100 zu zählen. Stellen Sie sich Wolken und andere weiche Bilder vor, um sich zu entspannen und zu konzentrieren.

Wenn Sie nach der Anwendung der Ressourcen aus diesem Buch feststellen, dass Ihr Schlaf immer noch problematisch ist, kann dies ein Zeichen dafür sein, dass Sie einen Arzt aufsuchen sollten.

Fazit

Schlaf ist so wichtig für die Regulierung, aber viele Faktoren können zu schlechtem Schlaf beitragen. Indem Sie ein Umfeld schaffen, in dem Sie einen gesunden Schlaf fördern, schaffen Sie die Grundlage für eine ganzheitliche Heilung von Körper und Geist. Indem Sie Schritte unternehmen, um Ihre Erholung zu verbessern, unternehmen Sie Schritte, um ein friedlicheres Leben zu führen.

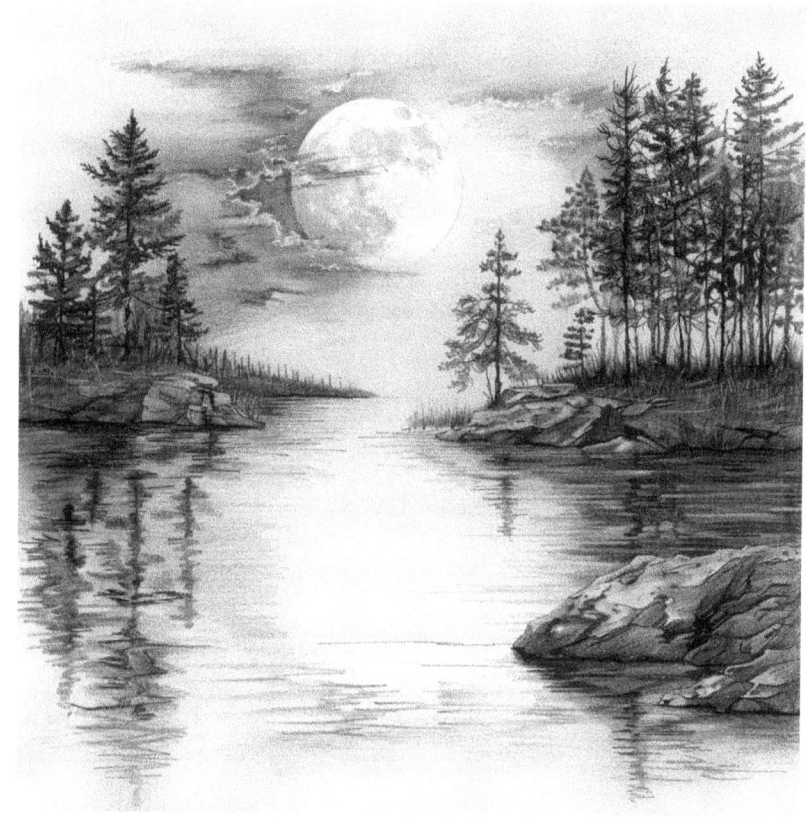

Schlaf wirkt sich auf *alles aus*. Von der Art, wie Sie sich fühlen, bis zur Verdauung Ihres Körpers - Ihre Schlafgewohnheiten könnten genau das sein, was es Ihnen so schwer macht, nachts einzuschlafen. Eine einzige Nacht ist nicht entscheidend für Ihre Schlafgesundheit, aber schon heute Abend könnten Sie Verbesserungen bei Ihrem Schlaf feststellen. In Zukunft wird es vor allem darauf ankommen, wie engagiert und konsequent Sie sich für ein Umfeld einsetzen, das erholsamere Nächte fördert.

Wenn Sie eines aus diesem Buch mitnehmen wollen, dann ist es, sich nicht zu sehr über schlechten Schlaf aufzuregen - das führt letztlich zu einem Stresskreislauf, dem man nur schwer entkommen kann. Ein gesunder Schlaf ist wichtig, und Sie werden einen Punkt erreichen, an dem Sie sich jede Nacht wohler, sicherer und ausgeruhter fühlen. Wahrscheinlich werden Sie in Zukunft Nächte haben, in denen Sie aufwachen und nicht wieder einschlafen können, oder vielleicht können Sie gar nicht erst einschlafen. Das ist in Ordnung! Panik macht aus einem kleinen Problem nur ein großes. Diese

Einstellung allein kann schon ausreichen, um Sie auf den richtigen Weg zur Verbesserung Ihrer Schlafgesundheit zu bringen.

Um Ihren Schlaf zu verbessern, brauchen Sie Zeit und Geduld. Lassen Sie sich nicht entmutigen, wenn die Veränderungen nicht sofort eintreten. Selbst wenn sich Ihr Schlaf reguliert hat, kann es noch einige Zeit dauern, bis Sie weitere positive Ergebnisse sehen, wenn Sie etwas für die Verdauung oder das hormonelle Gleichgewicht tun. Der Körper ist stark und komplex, so dass es unwahrscheinlich ist, dass Sie sofort den vollen Nutzen spüren werden. Wenn Sie nach einigen Wochen immer noch Schwierigkeiten haben, einen guten Schlaf zu bekommen, scheuen Sie sich nicht, einen Arzt aufzusuchen, der Ihnen dabei helfen kann, andere gesundheitliche Probleme auszuschließen, die zu Ihrem schlechten Schlaf beitragen könnten.

Wenn Sie nur eine Handvoll der Tipps befolgen, die wir in den vorangegangenen Kapiteln besprochen haben, werden Sie innerhalb weniger Wochen Verbesserungen feststellen. Schaffen Sie sich eine Routine, die für Sie funktioniert, und denken Sie daran, dass jeder Mensch einen anderen Körper und andere Bedürfnisse hat. Selbst wenn Sie nur 10 Minuten mehr erholsamen Schlaf pro Nacht bekommen, wird sich dies mit der Zeit zu einer soliden nächtlichen Routine entwickeln.

Schauen Sie sich die zusätzlichen Ressourcen an, die Ihnen bei der Erforschung der Schlafgesundheit helfen. Dies ist ein fortlaufender Gesundheitsprozess, aber er ist die Mühe wert!

Ihr Aktionsplan - Zusammenfassung

Als kurze Zusammenfassung erinnern Sie sich an die folgenden Schritte, um Ihren perfekten Aktionsplan zu erstellen:

1. Verstehen Sie den Schlaf und warum er wichtig ist, um die Motivation für positive Veränderungen zu steigern.

2. Entwickeln Sie die perfekte Routine, die zu Ihrem Körper passt, und nehmen Sie auf dem Weg dorthin Anpassungen vor, um das Richtige zu finden.

3. Lösen Sie die Probleme, die Ihre Routine stören, und schaffen Sie Grenzen zu anderen, damit Sie besser schlafen können.

4. Schaffen Sie die ideale Umgebung, um noch mehr Schlaf zu bekommen, und konzentrieren Sie sich auf Elemente wie Temperatur und Komfort, damit Ihr Körper jede Nacht zufriedener ist.

5. Fördern Sie Ihren Schlaf, indem Sie in kleinen Schritten zusätzliche Elemente für eine erholsamere Nacht hinzufügen, um eine solide Routine aufzubauen, die anhält.

Eine Anmerkung des Autors

Eine der besten Möglichkeiten, etwas über gesunden Schlaf zu lernen, ist, von den Erfahrungen anderer Menschen zu hören. Wertvolle Schlafforschung entsteht durch das Studium der Schlafmuster von Menschen wie Ihnen!

Damit das Gespräch über Schlaf weitergeht, hinterlassen Sie bitte eine Bewertung und teilen Sie uns mit, womit Sie zu kämpfen hatten und wie Sie diese Rückschläge überwinden wollen. Was haben Sie gelernt, das Sie als nächstes umsetzen werden? Was hat Sie am meisten beeindruckt?

Rezensionen sind so wichtig, damit gute Bücher entdeckt werden können! Eine Rezension zu hinterlassen, bedeutet viel für meine Mission - Menschen mit qualitativ hochwertigem, umsetzbarem Wissen zu versorgen, das Gesundheit und Wohlbefinden verbessert - und ich werde jede einzelne lesen! Vielen Dank, dass Sie sich die Zeit nehmen, eine Rezension zu verfassen, egal wie kurz oder lang.

Wenn die Gesundheit des Schlafes Priorität hat und kontrolliert wird, kann dies einen großen Unterschied machen. Das ist gut für Ihr Leben, aber auch für Ihre Familie, Ihre Freunde und Ihre Gemeinschaft! Geben Sie Ihr Wissen weiter und hinterlassen Sie eine Rezension, um diese wichtige Erkenntnis zu verbreiten.

30 Tage für besseren Schlaf

Sie verdienen jeden Tag eine gute Nachtruhe! Mit diesem 30-Tage-Plan werden Sie sich selbst dazu befähigen, genau das zu tun. In den nächsten 30 Tagen können Sie drei wesentliche Dinge tun, um Ihre Schlafqualität zu verbessern:

1. Führen Sie eine feste Morgenroutine ein, um Konsistenz zu schaffen.

2. Führen Sie eine feste nächtliche Routine ein, um diese Beständigkeit zu verstärken.

3. Verbessern Sie Ihre allgemeine Schlafqualität, damit Sie sich jede Nacht ausgeruhter fühlen.

Die nächsten 30 Tage sind in diese 3 Phasen unterteilt, mit einem täglichen Ziel, das Ihnen helfen soll, Ihre Routine zu festigen. Jeden Tag wiederholen Sie die Ziele der vorangegangenen Tage, damit Sie am Ende der 30 Tage einen erholsameren Schlaf finden.

In der linken Spalte finden Sie ein Tagesziel. Auf der rechten Seite ist Platz, um über dieses Ziel nachzudenken. Denken Sie über die Herausforderungen, Vorteile, Motivationen oder Absichten des Ziels nach und reflektieren Sie dies in Ihren eigenen Worten in dem dafür vorgesehenen Feld.

Schlaf-Tracker

Bevor Sie in die nächsten 30 Tage besseren Schlafs eintauchen, finden Sie unten eine Tabelle, die Ihnen hilft, Ihre Schlafroutine zu verfolgen, damit Sie sich Ihrer Schlafgewohnheiten bewusster werden und bei Bedarf Änderungen vornehmen können.

Anweisungen:

1. Schreiben Sie in die erste Spalte den Wochentag (Montag-Sonntag) und in die zweite Spalte das Datum.

2. Als Nächstes notieren Sie in der Spalte danach, wann Sie zu Bett gegangen sind (z. B. 22:30 Uhr, 12:00 Uhr usw.) und wann Sie aufgewacht sind. Suchen Sie sich eine Zeit aus, die in Ihren Zeitplan passt, und versuchen Sie, sich jeden Tag daran zu halten.

3. Schreiben Sie alle Minuten auf, die Sie an diesem Tag mit Nickerchen verbracht haben. Versuchen Sie, Ihr Nickerchen auf 30 Minuten zu begrenzen und nur am frühen Nachmittag zu schlafen, um zu verhindern, dass das Nickerchen die nächtliche Schläfrigkeit beeinflusst.

4. Bewerten Sie in der Spalte "Qualität" auf einer Skala von 1 bis 10, wie Sie die Qualität Ihres Schlafes empfunden haben.

5. Schreiben Sie zum Schluss eine Gesamtbewertung von 1-10, wie Sie sich im Laufe des Tages gefühlt haben.

Dies wird Ihnen helfen, Einflüsse auf Ihre Schlafqualität zu bemerken und Ihnen einen Anhaltspunkt für die positive Entwicklung oder Veränderung zu geben, die Sie erfahren haben.

Hinweis: Wenn Sie sich nach zwei Wochen regelmäßiger Schlafdauer immer noch müde fühlen, erhöhen Sie die Schlafdauer geringfügig, z. B. indem Sie 30 Minuten früher ins Bett gehen. Halten Sie sich an diesen neuen regelmäßigen Zeitplan, um die optimale Dauer des benötigten Schlafs zu ermitteln.

Tag:	Datum:	Schlafenszeit:	Aufwachzeit:	Schlafzeit	Qualität	Gefühls-bewertung

Tag:	Datum:	Schlafenszeit:	Aufwachzeit:	Schlafzeit	Qualität	Gefühls-bewertung

Phase 1: Finden Sie Ihre Morgenroutine

Tag 1 Ziel	Reflexion
Denken Sie über Ihr Schlafverhalten nach und überlegen Sie, welche Ziele Sie zur Verbesserung der Schlafqualität verfolgen.	
Tag 2 Ziel	**Reflexion**
Wählen Sie jeden Tag eine bestimmte Zeit zum Aufwachen. Stellen Sie sicher, dass Sie genügend Zeit haben, um sich morgens fertig zu machen. Beginnen Sie damit, jeden Tag zur gleichen Zeit aufzuwachen - auch am Wochenende.	
Tag 3 Ziel	**Reflexion**
Zählen Sie von dieser Weckzeit zurück und legen Sie eine bestimmte Schlafenszeit fest, die Sie jeden Tag einhalten. Siehe Kapitel 2, wenn Sie Hilfe bei der Erstellung einer Routine benötigen.	
Tag 4 Ziel	**Reflexion**
Konzentrieren Sie sich auf Ihre ideale Schlaf- und Aufwachzeit und ermitteln Sie die wichtigsten Hindernisse, die die Einhaltung dieser Routine erschweren können.	
Tag 5 Ziel	**Reflexion**
Legen Sie eine Liste an, die Sie daran erinnert, warum diese konstante Schlaf- und Aufwachzeit für Sie wichtig ist, und nutzen Sie sie als Motivation, um Ihre Routine beizubehalten. Lesen Sie Kapitel 1, um mehr über die Bedeutung eines gesunden Schlafs zu erfahren.	

Tag 6 Ziel	Reflexion
Integrieren Sie helles Licht in Ihre morgendliche Routine, um zu sehen, wie dies dazu beitragen kann, Sie aufzuwecken und ein Gefühl der Wachsamkeit zu vermitteln. In Kapitel 2 erfahren Sie mehr darüber, wie sich Licht auf den Schlaf auswirkt.	
Tag 7 Ziel	Reflexion
Denken Sie über Ihre bisherigen Fortschritte nach. Welche Änderungen können Sie vornehmen, um diese Routine beizubehalten?	
Tag 8 Ziel	Reflexion
Setzen Sie sich das Ziel, sich jeden Morgen eine bestimmte Menge an Bewegung zu verschaffen. Beginnen Sie mit 10 Minuten pro Tag und passen Sie diese nach Bedarf an Ihren Zeitplan an. Ziehen Sie bei Bedarf den Leitfaden für körperliche Aktivität in Kapitel 2 zu Rate.	
Tag 9 Ziel	Reflexion
Halten Sie sich an Ihren idealen Tagesablauf und ergänzen Sie ihn bei Bedarf durch Nickerchen. **Denken Sie daran**: Halten Sie den Mittagsschlaf auf 30 Minuten begrenzt und halten Sie ihn nur am frühen Nachmittag.	
Tag 10 Ziel	Reflexion
Schauen Sie sich Ihre morgendliche Routine an und stellen Sie fest, wie gut Sie diese Routine befolgt haben. Nehmen Sie gegebenenfalls Anpassungen vor und fahren Sie mit dieser neuen Routine fort.	

Phase 2: Eine nächtliche Routine einführen

Tag 11 Ziel	Reflexion
Ermitteln Sie Ihre perfekte Schlafenszeit. Nehmen Sie die erforderlichen Anpassungen an dieser Schlafenszeit vor, und tun Sie Ihr Bestes, um Ihre beständige Routine beizubehalten.	
Tag 12 Ziel	**Reflexion**
Nehmen Sie eine nächtliche Entspannungsatemübung in Ihre Routine auf (weitere Informationen zu Atemübungen finden Sie in Kapitel 2).	
Tag 13 Ziel	**Reflexion**
Setzen Sie sich das Ziel, mindestens 12 Stunden vor dem Schlafengehen kein Koffein mehr zu sich zu nehmen.	
Tag 14 Ziel	**Reflexion**
Ergänzen Sie Ihre nächtlichen Atemübungen durch leichte Dehnübungen.	
Tag 15 Ziel	**Reflexion**
Da Sie die Hälfte der 30 Tage für einen besseren Schlaf hinter sich haben, sollten Sie Ihren Schlaf-Tracker betrachten und sich über Muster oder Gewohnheiten bewusst werden, die Ihren Schlaf stören könnten.	

Tag 16 Ziel	Reflexion
Fahren Sie mit der gleichen Routine fort und experimentieren Sie mit verschiedenen Dehnungs- und Atemübungen (siehe Kapitel 2 für weitere Informationen).	
Tag 17 Ziel	**Reflexion**
Setzen Sie sich ein neues Ziel für Ihre Selbstfürsorge, indem Sie etwas in Ihre nächtliche Routine einbauen, z. B. Lesen oder eine Hautpflegekur.	
Tag 18 Ziel	**Reflexion**
Üben Sie heute Abend vor dem Schlafengehen mindestens 10 Minuten lang Meditation.	
Tag 19 Ziel	**Reflexion**
Nennen Sie die wichtigsten Erfolge, die Sie mit der Einführung einer morgendlichen und abendlichen Routine erzielt haben, und wie Sie sich dabei gefühlt haben.	
Tag 20 Ziel	**Reflexion**
Denken Sie über Ihre Routine und den Schlaftracker nach und notieren Sie einige Ihrer Stärken und Schwächen, die Sie feststellen.	

Phase 3: Verbesserung der Schlafqualität

Tag 21 Ziel	Reflexion
Reflektieren Sie Ihre Veränderungen in der Schlafqualität, wenn Sie eine feste Routine eingeführt haben.	
Tag 22 Ziel	**Reflexion**
Setzen Sie sich ein neues Ziel, um die Qualität noch weiter zu verbessern. Schreiben Sie die Schritte auf, die Sie unternehmen müssen, um dieses Ziel zu erreichen, und was Sie motivieren wird, es zu erreichen.	
Tag 23 Ziel	**Reflexion**
Integrieren Sie etwas in Ihre tägliche Routine, das die Schlafqualität verbessert, wie z. B. Achtsamkeit, Stretching oder Tagebuchschreiben.	
Tag 24 Ziel	**Reflexion**
Feiern Sie Ihre bisherigen Erfolge und bedanken Sie sich dafür, dass Sie sich für einen besseren Schlaf eingesetzt haben.	
Tag 25 Ziel	**Reflexion**
Ermitteln Sie die größten Herausforderungen, mit denen Sie in Zukunft konfrontiert sein werden, und was Sie tun können, um diese Herausforderungen zu bewältigen.	

Tag 26 Ziel	Reflexion
Fahren Sie mit der gleichen Routine fort, und denken Sie darüber nach, was Sie durch diese Erfahrung gelernt haben.	
Tag 27 Ziel	**Reflexion**
Schauen Sie sich Ihren Schlaftracker an und identifizieren Sie eine Sache, die Ihre Schlafroutine am stärksten beeinträchtigt hat. Schauen Sie in den Kapiteln 3 und 4 nach, ob eine dieser Störungen Sie wach gehalten hat.	
Tag 28 Ziel	**Reflexion**
Üben Sie weiterhin dieselbe Routine, und heben Sie die positiven Veränderungen hervor, die Sie erfahren haben.	
Tag 29 Ziel	**Reflexion**
Stellen Sie fest, was sich nach diesen 30 Tagen am meisten positiv verändert hat, wie Sie sich körperlich und geistig fühlen.	
Tag 30 Ziel	**Reflexion**
Feiern Sie, dass Sie es bis zum letzten Tag geschafft haben, und setzen Sie Ihre Routine auch in Zukunft fort. Teilen Sie diesen Plan mit jemandem und erwägen Sie, ihn mit jemandem zu wiederholen, um kontinuierliche Fortschritte zu erzielen und andere zu einem besseren Schlaf zu ermutigen!	

Zusätzliche Ressourcen zum Thema Schlaf

Im Folgenden finden Sie einige Ressourcen, die Ihnen dabei helfen können, eine bessere Schlafroutine zu entwickeln.

Spezialisierte Hilfe

Manchmal könnten Sie feststellen, dass Sie von speziellerer Hilfe profitieren würden. Es gibt einige Bedingungen, die Sie daran hindern können, gut zu schlafen. Dazu gehören:

- Schlafapnoe
- Narkolepsie
- Syndrom der ruhelosen Beine
- Nachtangst

Um herauszufinden, ob Sie mit einer dieser Krankheiten zu kämpfen haben, sollten Sie mit einem Arzt sprechen. Sie können auch auf anerkannten Websites wie The Cleveland Clinic oder Johns Hopkins Medicine Hilfe finden.

Fortgesetztes Lernen

Im Folgenden finden Sie einige Buch- und Podcast-Empfehlungen, die Ihnen helfen werden, Ihren Schlaf zu verbessern:

- ***Der 4-Säulen-Plan*** *von Dr. Rangan Chatterjee*
- **Warum wir schlafen: Die Macht des Schlafs und der Träume** *von Matthew Walker*
- **Huberman Lab Podcast** *Gastserie | Dr. Matt Walker*

Online-Quellen

- Zentrum für Schlafforschung am Menschen
    - www.humansleepscience.com
- Stiftung Schlaf
    - www.sleepfoundation.org
- Nationale Stiftung für den Schlaf
    - www.thensf.org

Und schließlich können Sie sich auf meiner Website drsuiwongmd.com in meine Mailingliste eintragen und sich auf bit.ly/sleepbetterbonuses anmelden, um kostenlose Arbeitsblätter herunterzuladen und ein Yoga Nidra (yogischer Schlaf) Audio zu finden! Darüber hinaus werden Sie weitere Hilfsmittel entdecken, die Ihnen helfen, mehr kognitive Fähigkeiten zu unterstützen, um einen positiven Einfluss auf Ihren Geist und Körper zu haben.

Können Sie mir helfen?

Nochmals vielen Dank, dass Sie dieses Buch gelesen haben!

Buchbesprechungen machen den Unterschied bei der Auffindbarkeit von Büchern aus.

Ich würde mich freuen, Ihre Meinung mit einer kurzen Rezension auf Amazon zu hören.

Ich weiß das sehr zu schätzen und werde Ihre Rezensionen lesen.

Zu Ihrer Erleichterung führen die folgenden QR-Codes oder Links direkt zur Rezensionsseite auf Ihrem jeweiligen Amazon-Marktplatz:

Amazon.de

Amazon.de/review/create-review?&asin=1917353308

86

Anhang

Vielleicht interessieren Sie sich auch für andere Bücher von Dr. Sui H. Wong MD FRCP
https://www.drsuiwongmd.com/books

Um über zukünftige Bücher informiert zu werden, registrieren Sie Ihr Interesse hier, einschließlich kostenloser Angebote im Rahmen von Werbeaktionen

bit.ly/drwongbooks

Referenzen

Die hier angegebenen Referenzen umfassen eine Mischung aus wissenschaftlichen Artikeln und Websites, die wertvolle Informationen liefern und auf die Sie leicht zugreifen können, um weiterzulesen. Denken Sie daran, dass ständig neue Studien durchgeführt werden. Sie können die hier aufgeführten Ressourcen nutzen, um Ihr Wissen zu erweitern und Ihre Gesundheitsreise selbst in die Hand zu nehmen.

A good night's sleep. (n.d.). NIH. https://www.nia.nih.gov/health/sleep/good-nights-sleep

Abbasi-Feinberg, F., Aurora, R. N., Carden, K. A., Kapur, V. K., Malhotra, R. K., Martin, J. L., Olson, E. J., Ramar, K., Rosen, C. L., Rowley, J. A., Shelgikar, A. V., Trotti, L. M. (2021, October 1). *Sleep is essential to health: an American Academy of Sleep Medicine position statement.* JCSM. https://jcsm.aasm.org/doi/full/10.5664/jcsm.9476

Alshobaili, F. & AlYousefi, N. (2019, June 8). *The effect of smartphone usage at bedtime on sleep quality among Saudi non-medical staff at King Saud University Medical City.* National Library of Medicine. https://www.ncbi.nlm.nih.gov/pmc/articles/PMC6618184/

Baron, E. D., Cooper, K. D., Koo, B., Matsui, M. S., Oyetakin-White, P., Suggs, A., Yarosh, D. (2014, September 30). *Does poor sleep quality affect skin aging?* National Library of Medicine. https://pubmed.ncbi.nlm.nih.gov/25266053/

Benton, D., Bloxham, A., Brennan, A., Gaylor, C., Young, H. A. (2022, September 21). *Carbohydrate and sleep: an evaluation of putative mechanisms.* NIH. https://www.ncbi.nlm.nih.gov/pmc/articles/PMC9532617/

Blume, C., Garbazza, C., & Spitschan, M. (2019, August 20). *Effects of light on human circadian rhythms, sleep, and mood.* NIH. https://www.ncbi.nlm.nih.gov/pmc/articles/PMC6751071/

Bryan, L. (2023, December 14). *Adenosine and sleep: understanding your sleep drive.* The Sleep Foundation. https://www.sleepfoundation.org/how-sleep-works/adenosine-and-sleep

Bryan, L. (2024a, April 5). *Why do we need sleep?* The Sleep Foundation. https://www.sleepfoundation.org/how-sleep-works/why-do-we-need-sleep

Bryan, L. (2024b, March 15). *Circadian rhythm.* The Sleep Foundation. https://www.sleepfoundation.org/circadian-rhythm

Bryan, L. (2024c, May 7). *Alcohol and sleep.* The Sleep Foundation. https://www.sleepfoundation.org/nutrition/alcohol-and-sleep

Carollo, M. (2024, April 10). *Reduce stress through decluttering.* Columbia University Irving Medical Center. https://www.columbiadoctors.org/news/reduce-stress-through-decluttering

Cat keeping you awake? How to manage night activity. (n.d.). Animal Humane Society. https://www.animalhumanesociety.org/resource/cat-keeping-you-awake-how-manage-night-activity

Chesak, J. (2023, March 20). *How these 3 sleep positions affect your gut health.* Healthline. https://www.healthline.com/health/healthy-sleep/sleep-effects-digestion

Dasgupta, R. (2021, September 1). *How sleep can affect your hormone levels, plus 12 ways to sleep deep.* Healthline. https://www.healthline.com/health/sleep/how-sleep-can-affect-your-hormone-levels

Davis, N. (2019, December 11). *The best workout routine to do before bedtime.* Healthline. https://www.healthline.com/health/sleep/the-best-workout-routine-to-do-before-bedtime

Dinardo, K. (2020, October 10). *Rest better with light exercises.* The New York Times. https://www.nytimes.com/2020/10/10/at-home/exercises-for-better-sleep.html

Everett, A. C., Hinko, A., Horowitz, J. F., Newsom, S. A. (2013, August 13). *A single session of low-intensity exercise Is sufficient to enhance insulin sensitivity into the next day in obese adults.* National Library of Medicine. https://www.ncbi.nlm.nih.gov/pmc/articles/PMC3747878/

Foods that help you sleep. (2020, December). The Sleep Charity. https://thesleepcharity.org.uk/information-support/adults/sleep-hub/foods-that-help-you-sleep/

Good sleep for good health. (2021, April). News in Health. https://newsinhealth.nih.gov/2021/04/good-sleep-good-health

Gupta, S., Shankar, E., & Srivastava, J. (2011, February 1). *Chamomile: A herbal medicine of the past with bright future.* NIH. https://www.ncbi.nlm.nih.gov/pmc/articles/PMC2995283/

Hong, S., Jeong, J., & Kim, T. (2015, March 11). *The impact of sleep and circadian disturbance on hormones and metabolism.* National Library of Medicine. https://www.ncbi.nlm.nih.gov/pmc/articles/PMC4377487/

Hormones. (2022, February 23). The Cleveland Clinic. https://my.clevelandclinic.org/health/articles/22464-hormones

How sleep deprivation impacts mental health. (2022, March 16). Columbia University Irving Medical Center. https://www.columbiapsychiatry.org/news/how-sleep-deprivation-affects-your-mental-health

Human growth hormone (HGH). (2022, June 21). The Cleveland Clinic. https://my.clevelandclinic.org/health/articles/23309-human-growth-hormone-hgh

Insomnia. (n.d.). The Cleveland Clinic. https://my.clevelandclinic.org/health/diseases/12119-insomnia

Koala fact sheet. (2020, July 1). PBS. https://www.pbs.org/wnet/nature/blog/koala-fact-sheet/

Krans, B. (2018, August 17). *Foods that can improve sleep.* Healthline. https://www.healthline.com/health/foods-for-better-sleep

Martin, W. (2023, March 15). *Why morning people should never teach or grade after 6 p.m.* Harvard Business Publishing. https://hbsp.harvard.edu/inspiring-minds/why-morning-people-should-never-teach-or-grade-after-6-p-m

McTigue, S. (2020, February 27). *Do babies sleep in the womb?* Healthline. https://www.healthline.com/health/pregnancy/do-babies-sleep-in-the-womb

Newsom, R. (2023, November 1). *Nicotine and sleep.* The Sleep Foundation. https://www.sleepfoundation.org/physical-health/nicotine-and-sleep

Newsom, R. (2024a, January 12). *Blue light: what it is and how it affects sleep.* The Sleep Foundation. https://www.sleepfoundation.org/bedroom-environment/blue-light

Newsom, R. (2024b, May 7). *Cognitive behavioral therapy for insomnia (CBT-I): An overview.* The Sleep Foundation. https://www.sleepfoundation.org/insomnia/treatment/cognitive-behavioral-therapy-insomnia

Pacheco, D. (2023, October 26). *Sleep and blood glucose levels.* The Sleep Foundation. https://www.sleepfoundation.org/physical-health/sleep-and-blood-glucose-levels

Pacheco, D. (2024a, April 11). *Sleep inertia: how to combat morning grogginess.* The Sleep Foundation. https://www.sleepfoundation.org/how-sleep-works/sleep-inertia

Pacheco, D. (2024b, April 17). *Caffeine and sleep.* The Sleep Foundation. https://www.sleepfoundation.org/nutrition/caffeine-and-sleep

Pacheco, D. (2024c, March 7). *Best temperature for sleep.* The Sleep Foundation. https://www.sleepfoundation.org/bedroom-environment/best-temperature-for-sleep

Pacheco, D. (2024d, May 13). *How to become a morning person.* The Sleep Foundation. https://www.sleepfoundation.org/sleep-faqs/how-to-become-a-morning-person

Peters, B. (2023, May 22). *Is eating before bed bad for you?* Verywell Health. https://www.verywellhealth.com/eating-before-bed-3014981

Rausch-Phung, E., & Rehman, A. (2023, December 19). *How long should it take to fall asleep?* The Sleep Foundation. https://www.sleepfoundation.org/sleep-faqs/how-long-should-it-take-to-fall-asleep

Rosen, L. (2015, August 31). *Relax, turn off your phone, and go to sleep*. Harvard Business Review. https://hbr.org/2015/08/research-shows-how-anxiety-and-technology-are-affecting-our-sleep

Salamon, M. (2022, November 16). *How blue light affects your sleep*. WebMD. https://www.webmd.com/sleep-disorders/sleep-blue-light

Sheikh, Z. (2023, November 13). *Foods high in tryptophan*. WebMD. https://www.webmd.com/diet/foods-high-in-tryptophan

Sleep. (2023, June 19). The Cleveland Clinic. https://my.clevelandclinic.org/health/body/12148-sleep-basics

Sleep. (n.d.). American Heart Association. https://www.heart.org/en/healthy-living/healthy-lifestyle/sleep

Sleep Needs, Patterns, and Difficulties of Adolescents: Summary of a Workshop. (2000). NIH. https://www.ncbi.nlm.nih.gov/books/NBK222804/

Stanborough, R. J. (2020, July 10). *How does cortisol affect your sleep?* Healthline. https://www.healthline.com/health/cortisol-and-sleep

Stress and sleep. (n.d.). American Psychological Association. https://www.apa.org/news/press/releases/stress/2013/sleep

Summer, J. (2024a, April 19). *What is tryptophan?* The Sleep Foundation. https://www.sleepfoundation.org/nutrition/what-is-tryptophan

Summer, J. (2024b, February 29). *8 health benefits of sleep*. The Sleep Foundation. https://www.sleepfoundation.org/how-sleep-works/benefits-of-sleep

Summer, J. (2024c, March 11). *Napping: benefits and tips*. The Sleep Foundation. https://www.sleepfoundation.org/napping

Summer, J. (2024d, March 7). *How noise can affect your sleep satisfaction*. The Sleep Foundation. https://www.sleepfoundation.org/noise-and-sleep

Suni, E. (2023a, December 21). *How do animals sleep?* The Sleep Foundation. https://www.sleepfoundation.org/animals-and-sleep

Suni, E. (2023b, July 18). *How lack of sleep impacts cognitive performance and focus*. The Sleep Foundation. https://www.sleepfoundation.org/sleep-deprivation/lack-of-sleep-and-cognitive-impairment

Suni, E. (2023c, June 1). *Myths and facts about sleep*. The Sleep Foundation. https://www.sleepfoundation.org/how-sleep-works/myths-and-facts-about-sleep

Suni, E. (2024a, April 10). *Best sleeping positions*. The Sleep Foundation. https://www.sleepfoundation.org/sleeping-positions

Suni, E. (2024b, April 12). *The best foods to help you sleep.* The Sleep Foundation. https://www.sleepfoundation.org/nutrition/food-and-drink-promote-good-nights-sleep

Suni, E. (2024c, March 27). *Insomnia: symptoms, causes, and treatments.* The Sleep Foundation. https://www.sleepfoundation.org/insomnia

Suni, E. (2024d, May 13). *How much sleep do you need?* The Sleep Foundation. https://www.sleepfoundation.org/how-sleep-works/how-much-sleep-do-we-really-need

The best times to eat. (2023, October). Northwestern Medicine. https://www.nm.org/healthbeat/healthy-tips/nutrition/best-times-to-eat

The state of sleep health in America 2023. (n.d.). American Sleep Apnea Association. https://www.sleephealth.org/sleep-health/the-state-of-sleephealth-in-america/

Vandekerckhove, M. (2017, December 1). *Emotion, emotion regulation, and sleep: an intimate relationship.* NIH. https://www.ncbi.nlm.nih.gov/pmc/articles/PMC7181893/

Walker, M. (n.d.). *The buzz on alcohol and caffeine.* Master Class. https://www.masterclass.com/classes/matthew-walker-teaches-the-science-of-better-sleep/chapters/the-buzz-on-alcohol-and-caffeine

Watson, K. (2023, February 10). *How long does it take for water to pass through your body?* Healthline. https://www.healthline.com/health/digestive-health/how-long-does-it-take-for-water-to-pass-through-your-body

What to wear to bed: pajamas, socks or nothing at all. (2023, April 25). The Better Sleep Council. https://bettersleep.org/blog/what-to-wear-to-bed-pajamas-socks-or-nothing-at-all/

Why is sleep important. (n.d.). American Psychological Association. https://www.apa.org/topics/sleep/why

Why is sleep important? (2022, March 24). NIH. https://www.nhlbi.nih.gov/health/sleep/why-sleep-important

Why sleep matters: benefits of sleep. (2021, October 1). Division of Sleep Medicine. https://sleep.hms.harvard.edu/education-training/public-education/sleep-and-health-education-program/sleep-health-education-41

Bild-Referenz:

Ich habe die Illustrationen in diesem Buch mit Midjourney www.midj o urney.com erstellt. Ich bin dankbar für dieses Werkzeug, das mir geholfen hat, meine Vision für diese Bilder zu verwirklichen.

www.ingramcontent.com/pod-product-compliance
Lightning Source LLC
Chambersburg PA
CBHW081202020426
42333CB00020B/2594